HIRNDOPING

KLAUS LIEB

HIRNDOPING

Warum wir nicht alles
schlucken sollten

ARTEMIS & WINKLER

Bibliografische Information der Deutschen Nationalbibliothek: Die Deutsche Nationalbibliothek verzeichnet diese Publikation in der Deutschen Nationalbibliografie; detaillierte bibliografische Daten sind im Internet über http://dnb.d-nb.de abrufbar. Autorenfoto Umschlagklappe: © Lukas Lieb. Umschlagmotiv: © plainpicture. Umschlaggestaltung: init. Büro für Gestaltung, Bielefeld. Printed in Germany. ISBN 978-3-538-07301-2. www.artemisundwinkler.de

Inhalt

Einleitung

Lesen Sie diese Zahl und behalten Sie sie im Gedächtnis: 48635. Wissenschaftliche Untersuchungen haben gezeigt, dass sich die meisten Menschen 5-stellige Zahlen gut merken können, solange sie geistig fit, ausgeschlafen, aufmerksam und motiviert sind. Bei 7-stelligen Zahlen wird es schon schwieriger. Nehmen wir zum Beispiel: 7 183 522. Diese Zahl können die meisten Menschen nicht einmal über einen kurzen Zeitraum behalten. Offenbar hat das Gehirn hier eine natürliche Begrenzung. Oder vielleicht hat die Evolution keinen Gefallen daran gefunden, das Gehirn auf lange Zahlenketten vorzubereiten. Würden Sie eine »kleine rote Pille« einnehmen, um sich längere Zahlenreihen besser merken zu können? Doch wohl kaum, oder? Ich jedenfalls nicht.

Nehmen wir ein anderes Beispiel: Sie befinden sich in der Vorbereitung auf eine Prüfung und haben noch drei Tage Zeit. Sie haben mit dem Lernen zu spät angefangen und stellen fest, dass Sie den Lernstoff nicht bewältigen werden. Sie sind müde und erschöpft und auch mehrere Tassen Kaffee helfen nicht mehr. Ein guter Freund empfiehlt Ihnen eine »kleine rote Pille«, mit der Sie wach bleiben, durchlernen können und auch noch in der Prüfung fit sind. Würden Sie zugreifen? Wenn ja, warum, und wenn nein, warum nicht? Was wäre, wenn sich herausstellen würde, dass die Pille zwar den erwünschten Effekt in der Lernvorbereitung und Prüfungssituation hat, aber mit einem erhöhten Risiko verbunden ist, später an einer Stoffwechselstörung zu erkranken?

Nächstes Beispiel: Aufgrund von Untersuchungen steht fest, dass immer mehr Soldaten nach militärischen Einsätzen traumatisiert in ihr Heimatland zurückkehren. Viele dieser Soldaten können die schrecklichen Dinge, die sie im Krieg erlebt haben, nicht vergessen und sind für den Kriegseinsatz dauerhaft nicht mehr geeignet. Wissenschaftler haben eine »kleine rote Pille« entwickelt, durch deren Einnahme sich die Erinnerung an traumatische Erlebnisse auslöschen lässt. Den Soldaten geht es dadurch psychisch besser, gleichzeitig verschwindet aber die Erinnerung an andere Erlebnisse in dieser Zeit. Die Befehlshaber beschließen, nur noch Soldaten in die Armee aufzunehmen, die bereit sind, solche Pillen nach einer Traumatisierung einzunehmen. Können diejenigen, die Soldat werden wollen, da noch frei wählen? Sie sagen vielleicht: Zwingen lassen würde ich mich nicht, ich bin ja ein freier Mensch, dann suche ich mir eben einen anderen Beruf aus.

Doch wie halten Sie es mit folgendem Beispiel: Sie lernen wie zehn andere Studenten für eine große Abschlussprüfung und stellen fest, dass alle anderen, nur Sie nicht, die »kleine rote Pille« einnehmen, um sich wach zu halten und sich so nicht nur die 5-stelligen, sondern auch die 7-stelligen Zahlen (wie lautete die Zahl noch mal?), schwierige Formeln und lange Textpassagen spielend leicht merken zu können. Würden Sie zugreifen? Und was würden Sie Ihrer Tochter raten, wenn sie sich als Schülerin in einer solchen Situation befände? Würden Sie es als ungerecht empfinden, wenn Ihre Tochter durch die Einnahme einer solchen Wunderpille als Einzige ein besseres Prüfungsergebnis erzielen würde?

Das Streben der Menschheit, durch die Einnahme von Substanzen die Leistungen des Gehirns zu verbessern und natürlicherweise bestehende Grenzen zu überwinden, ist ebenso alt wie faszinierend. Kaffee etwa wird seit Jahrhunderten eingesetzt, um Wachheit und Aufmerksamkeit zu steigern. Die Wissenschaft hat in jüngster Zeit Substanzen entwickelt, die eigentlich zur Behandlung psychischer Erkrankungen gedacht sind, gleichzeitig aber auch bei Gesunden die Leistungsfähigkeit des Gehirns verbessern können. Damit scheint für viele Menschen die Möglichkeit in greifbare Nähe zu rücken, das Optimale aus sich herauszuholen oder sogar verborgene Fähigkeiten zu erschließen.

Es ergeben sich aber auch schwierige Fragen, wie Sie an den fiktiven Beispielen oben gesehen haben: Fragen, die von großer medizinischer, gesellschaftlicher und ethischer Relevanz sind. Welche Auswirkungen haben diese Substanzen auf das Gehirn gesunder Menschen? Verändern sie kurz- oder mittelfristig die Persönlichkeit? Gibt es Nebenwirkungen oder gesundheitliche Risiken, die wir jetzt – am Anfang des Einsatzes solcher Substanzen – noch nicht absehen können? Darf man gesunden Menschen überhaupt Medikamente geben? Oder andersherum: Darf man etwas verbieten, das erwachsene Menschen klüger und leistungsfähiger macht? Auch soziale Fragen müssen diskutiert werden: Wird die Schere zwischen Arm und Reich noch größer, weil vielleicht nur die Reichen Zugang zu den Substanzen haben und dank ihrer verbesserten Leistungsfähigkeit dann auch besser bezahlte Berufe ausüben können? Gibt es einen Unterschied, ob ich mir drei gute Nachhilfelehrer leisten kann oder eine Pille zum Hirndoping? Ist Hirndoping bei einer Prüfung Betrug, weil man sich mit unredlichen Mitteln einen Vorteil erschleicht? Wird am Ende der soziale Druck – wenn alle ihre Gehirne dopen – so hoch, dass man nicht mehr frei entscheiden kann, ob man seinen Körper derart beeinflussen will? Oder soll man den Schwächeren in einer Gesellschaft mit chemischen Mitteln helfen, damit sie mit ihren Leistungen aufschließen können? Und wäre das vielleicht sogar ein Beitrag zu einer gerechteren Welt?

Einfache Antworten werden Sie in diesem Buch nicht finden, aber viele Denkanstöße, die es Ihnen nach der Lektüre des Buches erlauben, differenziert über das spannende Thema Hirndoping weiterzudiskutieren. Lassen Sie mich im Folgenden kurz erläutern, was Sie in diesem Buch erwartet:

Im ersten Kapitel wird es um die Frage gehen, was Hirndoping eigentlich genau ist. Die Schwierigkeiten der Definition liegen im Detail. Die Abgrenzung von der therapeutischen Anwendung von Medikamenten ist nicht immer leicht, und diese Grenze verschiebt sich ständig. Dennoch werde ich zu einer praktikablen Definition von Hirndoping kommen, die als Grundlage für die weiteren Ausführungen dienen wird.

Warum betreiben Menschen überhaupt Hirndoping? Darum wird es im zweiten Kapitel gehen. Hirndoping kann sehr unterschiedliche und nachvollziehbare, in vielen Fällen sogar wünschenswerte Ziele haben: zum Beispiel die Verbesserung von Konzentration und Aufmerksamkeit, die Beseitigung von Müdigkeit, die Förderung von Lernen und Gedächtnis, aber auch die Steigerung der Stimmung und sozialen Anpassungsfähigkeit. Neben den individuellen Motiven können aber auch moderne Gesellschaften ein großes Interesse daran haben, durch Hirndoping das geistige Potentzial der Menschen voll auszuschöpfen beziehungsweise zu verbessern. Die Anwendung von Hirndoping beim Militär hat dabei eine besondere gesellschaftliche Dimension.

Weiterhin ist zu klären, wie verbreitet Hirndoping ist. Dazu gibt es Studien mit Schülern und Studierenden, Akademikern und anderen Berufstätigen, die im dritten Kapitel ausführlich dargestellt werden. Auch in der deutschen Bevölkerung besteht eine hohe Bereitschaft, Substanzen zum Hirndoping dann einzusetzen, wenn sie als wirksam angesehen werden und wenige oder keine Nebenwirkungen haben. Im vierten Kapitel werde ich erörtern, was die heute zum Hirndoping zur Verfügung stehenden Substanzen wirklich leisten können.

Das fünfte Kapitel wird sich mit den Grenzen und Gefahren von Hirndoping beschäftigen. Dazu gehören Nebenwirkungen, die alle wirksamen Substanzen haben, die Gefahr der Suchtentwicklung und Auslösung psychischer Erkrankungen, aber auch die rechtlichen Grenzen wie das Arzneimittel- und Betäubungsmittelgesetz, die den Gebrauch von Hirndoping einschränken. Ich werde mich in diesem Kapitel aber auch mit der Frage beschäftigen, ob die Natur einer unbegrenzten Leistungssteigerung Grenzen gesetzt hat und warum Hirndoping nicht bei allen Menschen funktioniert.

Im sechsten Kapitel werden Sie Einblicke in die neuesten Forschungsstrategien zur Medikamentenentwicklung erhalten und sehen, was den Enthusiasmus für Hirndoping als »Goldrausch der Moderne« fördert und was ihn bremst. Sollte Hirndoping sich weiter ausbreiten, werden auch ethische Fragen relevant werden, die es zu bewerten gilt. Im siebten Kapitel wird es daher um folgende Fragen gehen: Schafft Hirndoping Unfairness im Wettbewerb? Führt Hirndoping zu gesellschaftlichen Ungerechtigkeiten? Entsteht gesellschaftlicher Druck zum Hirndoping, wenn viele es tun? Schädigt Hirndoping unserer Solidargemeinschaft? Verändert Hirndoping unsere Persönlichkeit, bedroht es unser Menschenbild und macht es uns zu verantwortungslosen Wesen? Über diese und andere Fragen sollten wir heute schon nachdenken, um eine Position zum Thema Hirndoping zu entwickeln, die es uns erlaubt, zu entscheiden, ob und (wenn ja) wann der Staat oder die Gesellschaft hier regulierend eingreifen muss.

Anschließend werde ich im achten Kapitel brauchbare Alternativen zum medikamentösen Hirndoping aufzeigen. Es gibt eine große Anzahl von gesunden, ungefährlichen Alternativen zum Pillenschlucken, die es in ihrer Wirksamkeit durchaus mit Medikamenten aufnehmen können. Im letzten Kapitel werde ich mich mit aktuellen Vorschlägen verschiedener Gruppierungen beschäftigen, die den Gebrauch von Hirndoping unter bestimmten Umständen frei geben wollen. Auf der Basis der vorher gemachten Ausführungen sollte es Ihnen gelingen, sich hierzu eine eigene Meinung zu bilden.

Sie werden sehen, dass es in allen Kapiteln darum geht, realistisch über die Möglichkeiten und Grenzen von Hirndoping sowie die Wirkungen von Alternativen aufzuklären. Dazu gehört eine wissenschaftliche Herangehensweise, die versucht, das heutige Wissen zu erklären und daraus Schlüsse zu ziehen. Dies ist umso wichtiger, als gerade in den Medien häufig unrealistische Erwartungen geweckt, auf der anderen Seite aber überzogene Gefahrenszenarien heraufbeschworen werden. Nur eine klare Datenbasis und eine vorurteilsfreie Herangehensweise können gute Grundlagen sein für eine Diskussion über dieses Thema. Und diese Diskussion ist unerlässlich, damit wir uns alle auf die Entwicklungen der Zukunft vorbereiten können.

Wenn Sie jetzt neugierig geworden sind, dann freue ich mich, wenn Sie mir ins erste Kapitel folgen, in dem ich zunächst einmal der Frage nachgehe, was Hirndoping eigentlich ist.

1. Was versteht man unter Hirndoping?

Für das Phänomen Hirndoping wurde in den letzten Jahren eine Vielzahl von Begriffen geprägt. Von »Viagra for the Brain« spricht der Wissenschaftsjournalist Robert Langreth im *Forbes-Magazin* 2002 und stellt damit Hirndoping bewusst in eine Linie mit der Anwendung des Medikaments Viagra®, das eigentlich zur Therapie sexueller Funktionsstörungen entwickelt und schnell auch von Gesunden zur Steigerung der sexuellen Empfindung angewandt wurde. Weitere Begriffsprägungen sind »Pimp mein Hirn«, »Mind-Doping« oder »Gehirndoping«, »Wettrüsten im Kopf« oder, mehr wissenschaftlich ausgedrückt, »Cognitive Enhancement« oder »Neuroenhancement«. Auch für die zum Hirndoping eingesetzten Substanzen wurden verschiedene Begriffe verwendet, die von »Smart Drugs«, »kognitive Enhancer«, »Nootropika« bis hin zu »Brainbooster« und »Neuropusher« oder »Botox for the brain« reichen. Was meinen diese Begriffe? Sind sie identisch oder verbergen sich dahinter unterschiedliche Definitionen und Vorstellungen?

Als die Idee entstand, dieses Buch zu schreiben, habe ich viele meiner Freunde und Bekannten gefragt, was sie unter dem Begriff Hirndoping verstehen. Fast alle haben eine Analogie zum Doping im Sport hergestellt und so Hirndoping als eine Methode zur Steigerung der Leistungsfähigkeit des Gehirns durch die Einnahme verbotener Substanzen definiert. Ist aber eine solche Analogie hilfreich und korrekt? Wäre nicht eher ein neutraler Begriff wie »Cognitive Enhancement« vorzuziehen?

Begriffsdefinitionen sind wichtig. Wir brauchen sie, damit wir genau wissen, worüber wir reden. Hirndoping, »Cognitive Enhancement« und »Neuroenhancement« meinen eben nicht dasselbe! Und daher sollte man sich mit der Begriffsdefinition viel Mühe machen, damit man nicht Äpfel mit Birnen vergleicht. Ich werde Ihnen im Folgenden vier kurze Fallgeschichten präsentieren. An diesen Geschichten lässt sich sehr schön erläutern, was man unter Hirndoping versteht, aber auch, was Hirndoping nicht ist. Gerade Letzteres ist besonders wichtig, da in vielen Medienberichten die Bezeichnungen durcheinandergehen und der Begriff Hirndoping für manches herhalten muss, was beim besten Willen nichts damit zu tun hat.

- → **Fall 1:** Nach einem körperlichen und seelischen Erschöpfungszustand beginnt ein 56-jähriger Bauunternehmer sein Leben gesünder zu gestalten: Er treibt dreimal in der Woche für 30 Minuten Sport, isst viel Fisch und trinkt weniger Alkohol, liest regelmäßig, löst Denksportaufgaben und geht regelmäßig früh zu Bett. Er fühlt sich dadurch geistig erheblich leistungsfähiger und ausgeglichener.
- → **Fall 2:** Ein 25-jähriger Student klagt über ausgeprägte Tagesmüdigkeit und hat wiederholt Einschlafattacken. Er geht zum Arzt, der die Diagnose einer Narkolepsie stellt und ihm die Substanz Modafinil verschreibt.
- → **Fall 3:** Ein 17-jähriger Schüler bringt nicht die erhofften schulischen Leistungen, schläft zu wenig und bereitet sich auf seine Prüfungen immer zu kurzfristig vor. Er fragt einen seiner Mitschüler, der unter einem Aufmerksamkeitsdefizit-Hyperaktivitäts-Syndrom (ADHS) leidet, ob er ihm etwas von seinem Medikament Ritalin® (Methylphenidat) abgeben könne. Die Einnahme führt zu einer deutlichen Verbesserung der subjektiv empfundenen Konzentrationsfähigkeit und zu erhöhter Wachheit.
- → **Fall 4:** Ein 22-jähriger Student geht abends auf eine Party und konsumiert ein Amphetamin-Präparat, um »gut drauf« zu sein.

Wenn Sie diese vier Fallbeschreibungen gelesen haben, werden Sie mit großer Wahrscheinlichkeit den Fall identifizieren, der den Gebrauch von Hirndoping-Substanzen beschreibt. Nicht ganz so leicht jedoch dürfte es sein zu erklären, warum die drei anderen Beispiele kein Hirndoping darstellen. Nachfolgend werde ich jeden Fall einzeln erläutern und damit den Begriff Hirndoping immer mehr eingrenzen.

HIRNDOPING IST DIE DIREKTE CHEMISCHE VERÄNDERUNG VON GEHIRNFUNKTIONEN

Fall 1 beschreibt die Anwendung verschiedener Maßnahmen wie Sport, gesunde Ernährung, mäßiger Alkoholkonsum und Training von Gehirnfunktionen bei einem 56-jährigen Mann, der nach einem Erschöpfungszustand festgestellt hat, dass er nicht mehr so leistungsfähig ist wie früher. Mit diesen Maßnahmen versucht er, seine Gehirnfunktionen zu verbessern oder zumindest zu stabilisieren. Ist das Hirndoping?

Wir wissen heute, dass unser Gehirn ein hochkomplexes Netzwerk aus Nervenzellen ist. Schätzungen gehen davon aus, dass unser Gehirn aus circa einer Milliarde Nervenzellen und tausendmal mehr Verbindungen zwischen den Nervenzellen besteht. Dieses Netzwerk ist keinesfalls dauerhaft festgeschrieben, sondern unterliegt einem fortlaufenden Änderungsprozess. Einer der bekanntesten Neurowissenschaftler, der Nobelpreisträger Eric Kandel, sagt treffend, dass jedes intensive Gespräch mit einer anderen Person uns und unser Gehirn hochgradig verändert und wir nach dem Gespräch nicht mehr dieselben sind wie vorher. Diese Fähigkeit des Gehirns, sich ständig zu verändern und weiterzuentwickeln, bezeichnet man auch als neuronale Plastizität. In sehr vielen Experimenten konnte eindrucksvoll gezeigt werden, dass das Lernen neuer Sachverhalte, das Führen psychotherapeutischer Gespräche, aber auch sportliche Aktivität und sogar scheinbar passive Zustände wie der nächtliche Schlaf nachweisbare Effekte auf diese neuronale Plastizität des Gehirns haben. Insofern haben alle Methoden, die unser 56-jähriger Bauunternehmer anwendet, um sich geistig fit zu halten, Effekte auf das Gehirn und sie verändern dessen Funktion und Struktur. Dennoch sprechen wir hier nicht von Hirndoping. Denn Hirndoping meint nicht die natürliche Veränderung von Funktionen des Gehirns, sondern deren Veränderung durch die Anwendung von Technologien.

Oberbegriff für diese Methoden sind die sogenannten Neurotechnologien. Inzwischen gibt es eine Vielzahl von Möglichkeiten, die Funktion des Gehirns durch Technologien zu verändern und gegebenenfalls auch zu verbessern. Beispielhaft möchte ich Ihnen zwei dieser Methoden vorstellen: die tiefe Hirnstimulation und die transkranielle Magnetstimulation. Bei der tiefen Hirnstimulation werden in einer Operation Elektroden ins Gehirn vorgeschoben, mit denen man über einen Sensor von außen fast alle gewünschten Regionen im Gehirn stimulieren oder hemmen kann. Die tiefe Hirnstimulation wird heute vor allem zur Therapie motorischer Bewegungsstörungen, zum Beispiel bei der Behandlung von Morbus Parkinson, eingesetzt. Durch diese Methode gelingt es in vielen Fällen, die Bewegungsstarre oder das ausgeprägte Zittern der Patienten sehr wirkungsvoll zu behandeln.

Immer wenn durch die Elektroden bestimmte Hirngebiete stimuliert werden, kommt es zu einer Verbesserung der Beweglichkeit oder das Zittern wird abgeschwächt oder hört vollkommen auf. Da die Elektroden durch einen Sensor nach Belieben an- und ausgeschaltet werden können, kann eine (hier motorische) Hirnfunktion direkt von außen verändert werden. Neuerdings erhält diese Therapie besondere Aufmerksamkeit, weil sie in Einzelfällen auch zur Behandlung von besonders schweren Depressionen und Zwangserkrankungen, bei denen andere Therapieformen bisher versagt haben, herangezogen wird. Durch die tiefe Hirnstimulation sollen psychische Symptome wie depressive Gefühle oder zwanghafte Impulse abgeschwächt werden.

Bei der transkraniellen Magnetstimulation wird durch eine Magnetspule auf der Schädeldecke ein magnetisches Feld erzeugt, das unter der Schädeldecke liegende Gehirnregionen in ihrer Aktivität beeinflussen soll. Dadurch ist es zum Beispiel möglich, bestimmte Hirnfunktionen je nach Intensität des Magnetfeldes zu stimulieren oder zu hemmen. So versucht man gezielt Hirnregionen in ihrer Aktivität zu bremsen, von denen man glaubt, dass sie mit der Entstehung von Depressionen in Verbindung stehen. Dadurch verspricht man sich eine Linderung der depressiven Beschwerden.

Im Gegensatz zu diesen beiden Neurotechnologien, der tiefen Hirnstimulation und der transkraniellen Magnetstimulation, ist Hirndoping nun eine Methode, bei der Gehirnfunktionen durch die Einnahme von Substanzen beeinflusst werden. Diese Stoffe haben chemische Wirkungen im Gehirn und verändern dadurch dessen Funktion. Ich werde später genau erklären (siehe Kapitel 4), welche chemischen Veränderungen gemeint sind. An dieser Stelle soll zunächst die Aussage genügen, dass Hirndoping eine Technologie zur Veränderung von Hirnfunktionen in Form einer Substanzeinnahme darstellt und dass Hirndoping damit von all den genannten Formen der Neurotechnologien am leichtesten anwendbar und verfügbar ist.

Mit dieser Definition wird deutlich, worin die Unterschiede zwischen Hirndoping und »Neuroenhancement« oder »Cognitive Enhancement« liegen und warum man diese Begriffe auseinanderhalten sollte. Mit den beiden letzteren Begriffen wird relativ umfassend die Verbesserung (entsprechend dem englischen

Begriff »enhancement«) von Hirnfunktionen durch Neurotechnologien welcher Art auch immer beschrieben, während man unter Hirndoping in Analogie zum Doping im Sport das spezifische »Enhancement« durch Substanzen versteht. Wir können die Differenzierung auch noch weiter treiben: Im Begriff »Cognitive Enhancement« steckt das Wort »kognitiv«, weshalb damit die Verbesserung sogenannter »kognitiver« Leistungen des Gehirns durch Neurotechnologien gemeint ist, also von Leistungen wie Denken, Erinnern und Planen, im Gegensatz zu motorischen Leistungen (der Steuerung von Bewegungen) oder sensorischen Leistungen (der Wahrnehmung wie Hören, Sehen, Fühlen, Schmecken). Zu Methoden des »Cognitive Enhancement« gehören damit auch genetische Manipulationen zur Verbesserung von kognitiven Hirnfunktionen, Gehirnchips oder Gehirnimplantate. »Neuroenhancement« ist sogar ein noch weiter gefasster Begriff, denn er bezieht sich auf die Gesamtheit der Nervenzellen oder die Gesamtheit des Nervensystems und umfasst damit strenggenommen Maßnahmen zur Verbesserung nicht nur kognitiver, sondern auch aller anderen Funktionen des Gehirns wie motorische oder sensorische Fähigkeiten.

HIRNDOPING IST NICHT THERAPIE

Beim zweiten Beispiel, dem des 25-jährigen Studenten, der über stark ausgeprägte Tagesmüdigkeit und Einschlafattacken klagt, liegt der typische Fall einer therapeutischen Verordnung eines Medikaments vor. Der Student geht zum Arzt, der eine Diagnose stellt: Narkolepsie, eine seltene Schlaferkrankung, bei der die Betroffenen unter häufigen Einschlafattacken leiden. So fallen diese Patienten in reizarmer Umgebung, aber auch im Gespräch oder sogar in Prüfungssituationen plötzlich in tiefen Schlaf. Darüber hinaus kommt es zu sogenannten kataplektischen Episoden, bei denen die Patienten, vor allem wenn sie emotional erregt sind, also zum Beispiel lachen oder weinen müssen, plötzlich einen Kräfteverlust der Muskulatur erleiden. Sie klappen dann in sich zusammen oder können den Kopf nicht mehr aufrechthalten. Zur Therapie dieser Erkrankung ist das Medikament Modafinil zugelassen, das der Arzt verordnet und das zu einer Besserung der Krankheitssymptome führt. Obwohl hier also ein Medikament eingenommen wird, das zu einer direkten chemischen Veränderung von Gehirnfunktionen führt, sprechen wir in diesem Fall nicht von Hirndoping, da es sich um eine therapeutische Anwendung handelt. Hätte ein gesunder Mensch dieses Medikament eingenommen, um sich wach zu halten, wäre der Begriff Hirndoping jedoch gerechtfertigt. Hirndoping ist also nicht Therapie.

Aus zwei Gründen ist es wichtig, eine klare Trennlinie zwischen Hirndoping und Therapie zu ziehen: Erstens müssen die Bereiche und Ziele der Medizin und der medizinischen Forschung klar definiert werden, zweitens muss der Rahmen abgesteckt werden, innerhalb dessen die Krankenversicherungen für die Kosten von Medikamenten und anderen Behandlungen aufkommen. Die Kostenübernahme erfolgt nur, wenn der Arzt eine Diagnose gestellt hat und ein für die Behandlung der entsprechenden Erkrankung zugelassenes Medikament verordnet wird.

Bei genauer Betrachtung wird schnell klar, dass die Grenze zwischen einem krankhaften Zustand mit der Folge einer therapeutischen Anwendung eines Medikaments und Gesundheit, bei der die Verwendung der gleichen Substanzen Hirndoping darstellt, nicht eindeutig und absolut definierbar ist: sie ist vielmehr unscharf und unterliegt einem ständigen Wandel. Stellen Sie sich vor, dass unser 56-jähriger Bauunternehmer in Fall 1 im Rahmen eines beruflichen Konfliktes oder einer privaten Überforderungssituation zu Medikamenten greift, um sich besser zu fühlen. Würde er damit Hirndoping betreiben? Auch hier gilt es zu differenzieren. Es könnte ja sein, dass der berufliche Konflikt oder die private Überforderungssituation zu einer psychischen Erkrankung geführt hat, etwa einer Depression, die mit Medikamenten behandelt wird. Dann würde es sich hier wieder um eine Therapie und nicht um Hirndoping handeln.

Die Grenze zwischen Hirndoping und Therapie hat sich im Laufe der Zeit immer wieder verschoben. Was als »normal« und was als »krank« angesehen wird und was damit als Hirndoping oder als Therapie gilt, ist immer von historischen, kulturellen und sozialen Umständen sowie dem Stand der Wissenschaft abhängig. Nehmen wir das Beispiel Narkolepsie: Bis vor wenigen Jahren gab es diese Diagnose noch gar nicht, so dass man die Einnahme von »Wachmachern« bei typischen Symptomen der Erkrankung früher als Hirndoping bezeichnet hätte, während dies heute eine therapeutische Methode darstellt. Für alle Patienten, die unter dieser schweren neurologischen Erkrankung leiden, sind diese neuen Therapieformen ein Segen. Insofern zeigt sich an diesem Beispiel, wie der medizinische Fortschritt uns erkennen lässt, dass Abweichungen von der »Norm« in manchen Fällen Krankheitswert haben und als solche behandelt werden müssen und behandelt werden können.

Grenzverschiebungen zwischen gesund und krank können aber auch sehr problematisch sein. Was ist damit gemeint? Kennen Sie folgende Symptome von sich oder anderen: Sie sind schüchtern, haben Angst, zu erröten oder in der Öffentlichkeit zu sprechen oder mit dem anderen Geschlecht Kontakt aufzunehmen, Sie fürchten sich in größeren Gruppen und leiden unter einem niedrigen Selbstwertgefühl? Vor zwanzig Jahren hätte man diese Symptome noch als Zeichen von Schüchternheit bezeichnet und als Normvariante angesehen, in dem Sinne, dass es eher schüchterne und eher extrovertierte Menschen gibt und dass es letzteren leichter fällt, auf andere zuzugehen. Heute gibt es eine Erkrankung, die sich »soziale Phobie« nennt, so dass Menschen mit einer deutlichen Ausprägung dieser Symptome als krank angesehen werden. Sie können sich leicht vorstellen, wie fließend der Übergang zwischen normaler Schüchternheit und einer sozialen Phobie ist. Es kann heute schnell eine Diagnose vergeben werden für einen Zustand der noch vor einigen Jahren als nicht krankhaft angesehen wurde.

Ein weiteres Beispiel: Jeder von Ihnen würde Trauer und depressive Reaktionen auf den Verlust eines nahen Angehörigen als normales Verhalten bezeichnen. Doch wann ist eine Trauer so stark ausgeprägt, dass man von einer Depression spricht? Wie lange kann eine Trauerzeit anhalten, damit sie noch normal und nicht schon pathologisch ist und damit einer Behandlung mit Medikamenten bedarf? Es gibt zwar für die Ärzte orientierende Leitlinien zur Diagnosestellung; diese lassen jedoch immer einen recht breiten Interpretationsspielraum zu.

Ein weiteres Beispiel: Welcher Grad des Gedächtnisabbaus ist im Alter noch als normal anzusehen, und wann stellt er eine Vorform einer Demenz im Sinne einer leichten kognitiven Störung dar? Heute sind viele Menschen verunsichert und fragen sich, ob jede nachlassende geistige Leistungsfähigkeit schon Krankheitswert hat und möglichst schnell mit Medikamenten behandelt werden muss. Die Werbung suggeriert uns, dass jeder, der sich mit siebzig Jahren nicht mehr wie mit vierzig konzentrieren kann, Pillen schlucken soll, um seine Leistungsfähigkeit wiederherzustellen. Das Wissen, was gesundes Altern und normale nachlassende Leistungsfähigkeit im Alter ist, scheint uns verloren gegangen zu sein.

Was die Gesellschaft in diesem Zusammenhang aktuell wahrscheinlich am meisten beschäftigt, ist die Frage, wann man bei einem unruhigen Kind, das in der Schule unter Konzentrationsstörungen leidet, die Diagnose eines Aufmerksamkeitsdefizit-Hyperaktivitätssyndroms (ADHS) stellen kann und wann nicht. Auch hier ist die Grenze zwischen »normal« und »krank« sehr unscharf. Damit will ich keinesfalls behaupten, dass die Diagnose ADHS keinen Sinn macht. Selbstverständlich gibt es Kinder, Jugendliche und Erwachsene, die an ADHS leiden – und zwar so stark leiden, dass eine medikamentöse und psychotherapeutische Behandlung dringend erforderlich ist. Ähnlich verhält es sich mit den anderen Diagnosen. Ganz eindeutig gibt es ausgeprägte Formen von sozialer Phobie, starke Trauerreaktionen, die als Depressionen Krankheitswert haben, und Formen von Gedächtnisverlust, die Vorstufen einer Demenz darstellen. Auf der anderen Seite gibt es aber eindeutig Fälle, bei denen diese Diagnosen gestellt und Behandlungen eingeleitet werden, obwohl keine Symptomatik mit Krankheitswert vorliegt. Das Problem sind nicht diese beiden Extrempole, sondern der Graubereich in der Mitte. Dieser Graubereich, in dem die Normvariante in die Erkrankung übergeht, lässt sehr viel Raum für falsche Diagnosen, Medikamentengaben ohne Sinn und Streit zwischen Befürwortern und Gegnern von Therapien.

Viele Befürworter von Hirndoping ziehen diese sich ständig verschiebende Grenze zwischen »normal« und »krank« als Argument dafür heran, dass auch dem Gebrauch von Hirndoping keine Grenzen gesetzt werden sollten. Sie sagen, dass in Zukunft ganz neu definiert werden wird, was »normal« ist und was nicht. Die Gefahr dabei ist jedoch, dass die Messlatte immer höher gelegt werden wird, dass vieles, was wir heute als »gesund« ansehen, künftig als Krankheit gilt. Dies habe ich an den Beispielen »soziale Phobie« und »ADHS« deutlich gemacht. Im dritten Kapitel werde ich zeigen, dass es ein Interesse der pharmazeutischen Industrie gibt, ihre Medikamente genau in diesem Graubereich zu platzieren und damit für deren Anwendung einen therapeutischen Markt zu schaffen, durch den das, was wir jetzt noch als Hirndoping bezeichnen, zur »Therapie« wird. Dies käme einer indirekten Legalisierung von Hirndoping gleich. Ärzte und ihr Umgang mit diesem Graubereich spielen dabei eine besondere Rolle. Ihre Aufgabe sollte es sein, klare Diagnosen zu stellen und dem Trend entgegenzuwirken, die Grenze des Krankhaften immer mehr in den Normalbereich hinein zu verlegen

HIRNDOPING IST DIE MISSBRÄUCHLICHE ANWENDUNG VERSCHREIBUNGSPFLICHTIGER MEDIKAMENTE ZUR GEISTIGEN LEISTUNGSSTEIGERUNG

Wie Sie sicherlich richtig eingeschätzt haben, ist der dritte Fall des 17-jährigen Schülers ein Beispiel für Hirndoping. Er leidet selbst nicht unter einer Erkrankung, beklagt Konzentrationsstörungen und Müdigkeit und wendet eine Substanz, nämlich Methylphenidat (bekannt unter seinem Handelsnamen Ritalin®), an, die zur Therapie von ADHS entwickelt wurde. Durch die Einnahme des Medikamentes verbessern sich Konzentrationsfähigkeit und Wachheit und damit die geistige Leistungsfähigkeit.

Wir verstehen unter Hirndoping also die missbräuchliche Einnahme von Medikamenten die zur Behandlung bestimmter Erkrankungen entwickelt wurden und verschreibungspflichtig sind. Diese Medikamente werden durch Gesunde mit dem Ziel der geistigen Leistungssteigerung eingenommen. Von Missbrauch sprechen wir deshalb, weil das konsumierte Medikament nicht für Hirndoping-Zwecke entwickelt wurde, sondern zur Behandlung einer Erkrankung. Bei unserem Schüler liegt keine Erkrankung vor es besteht also keine Indikation für eine medizinische Therapie.

Tabelle 1 (siehe S. 23) enthält eine Übersicht über die wichtigsten Substanzen, die zum Hirndoping angewendet werden und auf die ich in den folgenden Kapiteln noch genauer eingehen werde. Es sind dies die sogenannten Stimulanzien Methylphenidat, Dextro-Amphetamin und Amphetamin-Salze, die zur Therapie von ADHS im Kindes- und Jugendalter zugelassen sind (die Amphetamine sind allerdings nicht in Deutschland, wohl aber in den USA zugelassen); darüber hinaus der »Wachmacher« Modafinil, der bei Erkrankungen verordnet wird ist, die mit schwerer krankhafter Müdigkeit einhergehen. Dazu gehören die Schlafkrankheit Narkolepsie sowie starke Tagesmüdigkeit infolge eines Schlafapnoesyndroms, das durch Schlafstörungen mit Schnarchen und nächtlichen Atempausen (Apnoe) gekennzeichnet ist. Zum Hirndoping werden auch Medikamente eingesetzt, die zur Behandlung der Alzheimer-Demenz zugelassen sind, sogenannte Antidementiva, sowie Antidepressiva, die zur Therapie von Depressionen sowie Angst- und Zwangserkrankungen entwickelt wurden. Alle diese Medikamente sind verschreibungspflichtig; Methylphenidat unterliegt sogar dem Betäubungsmittelgesetz. Amphetamine sind in Deutschland nicht verschreibungsfähig und unterliegen ebenfalls dem Betäubungsmittelgesetz.

Um es nochmals klar zu sagen: Nach dem Arzneimittelgesetz dürfen Medikamente nur eingesetzt werden, wenn eine Erkrankung besteht oder, anders gesagt, wenn der Arzt eine Diagnose gestellt hat und damit eine Indikation für die Anwendung eines Medikamentes vorliegt. Wer den Beipackzettel eines Medikamentes studiert, sieht immer eine Auflistung der Anwendungsgebiete beziehungsweise Indikationen. Medikamente für Gesunde gibt es per definitionem nicht.

Nach unserer Definition ist der Konsum von Kaffee, Cola, Energy Drinks oder anderen koffeinhaltigen Getränken kein Hirndoping. Zwar wird damit das Ziel einer geistigen Leistungssteigerung verfolgt; es handelt sich aber um weit verbreitete, legale Genussmittel. Auch die Einnahme von Koffeintabletten, wie sie zum Beispiel in der Apotheke unter dem Handelsnamen Coffeinum® erhältlich sind, stellt kein Hirndoping dar, da Koffeintabletten frei verkäuflich und nicht verschreibungspflichtig sind und Koffein nicht zur Behandlung von Erkrankungen entwickelt wurde. Ebenfalls kein Hirndoping ist nach dieser Definition die Einnahme von Medikamenten, die Extrakte aus dem Ginkgo-Baum (zum Beispiel Tebonin®) enthalten. Sie werden zwar zur Verbesserung der geistigen Leistungssteigerung eingesetzt, sind aber frei verkäuflich.

HIRNDOPING IST NICHT DROGENKONSUM

Sehen wir uns zum Abschluss noch den vierten Fall des 22-jährigen Studenten an, der auf einer Party ein Amphetaminpräparat einnimmt, um »gut drauf« zu sein. Auch das ist – Sie ahnen es – kein Hirndoping. Amphetamine und Amphetaminabkömmlinge wie zum Beispiel Ecstasy werden wegen ihrer antriebssteigernden

Tabelle 1: Medikamente, die zum Hirndoping missbraucht werden, und ihr eigentlicher therapeutischer Einsatzbereich

Wirkstoffgruppe	Substanz	Handelsname	Therapeutischer Ansatz	Verschreibungspflicht
(Psycho-) Stimulanzien	Methylphenidat	Ritalin®	ADHS im Kindes-/ Jugendalter & Narkolepsie	ja (unterliegt der Betäubungsmittelverschreibungsordnung)
		Concerta®	ADHS im Kindes-/ Jugendalter	
		Equasym®		
		Medikinet®		
		Methylphenidat – 1 A Pharma®		
		Methylpheni TAD®		
		Methylphenidat HEXAL®		
		Medikid®		
	Dextro-Amphetamin (D-Amphetamin)	Dexedrine®	ADHS, Narkolepsie	nicht in Deutschland zugelassen
	Amphetamin-Salze	Adderall®	ADHS	nicht in Deutschland zugelassen
Andere stimulierende Substanzen	Modafinil	Vigil®	Narkolepsie, Schichtarbeitersyndrom, Schlafapnoesyndrom mit exzessiver Tagesschläfrigkeit	ja
Antidementiva	Donepezil	Aricept®	Leichte bis mittelschwere AD (= Alzheimer Demenz)	ja
	Rivastigmin	Exelon®	Leichte bis mittelschwere AD; leichte bis mittelschwere Parkinson-Demenz	ja
	Galantamin	Reminyl®	Leichte bis mittelschwere AD	ja
	Memantine	Axura®/ Ebixa®	Mittelschwere bis schwere AD	ja
Antidepressiva	Paroxetin	Versch.	Depressive Erkrankungen (Episode einer Major Depression); Zwangsstörung; Panikstörung; soziale Angststörung/soziale Phobie; generalisierte Angststörung; posttraumatische Belastungsstörung	ja
	Fluoxetin		Episoden einer Major Depression; Zwangsstörung; Bulimie (als Ergänzung zur Psychotherapie)	ja
	Fluvoxamin		Episoden einer Major Depression; Zwangserkrankung	ja
	Sertralin		Episoden einer Major Depression; Zwangsstörung; Panikstörung; soziale Angststörung; posttraumatische Belastungsstörung	ja
	Citalopram		Episoden einer Major Depression; Panikstörung	ja
	Escitalopram	Cipralex®	Episoden einer Major Depression; Zwangsstörung; Panikstörung; soziale Angststörung/soziale Phobie; generalisierte Angststörung	ja

und euphorisierenden Wirkung vielfach bei Discobesuchen oder auf Partys illegal konsumiert. Was aber ist der Unterschied zwischen Hirndoping und Drogenkonsum?

Tatsächlich ist es so, dass sowohl beim Hirndoping als auch beim Drogenkonsum Substanzen, die eine Wirkung auf unser Gehirn haben, missbraucht werden. Beim Hirndoping besteht der Missbrauch aber darin, dass Medikamente eingenommen werden, die eigentlich für die Therapie bestimmter Erkrankungen vorgesehen sind, während beim Drogenmissbrauch illegale Substanzen konsumiert werden, die keine Medikamente sind. Illegale Drogen sind zum Beispiel Heroin und LSD, aber auch bestimmte Amphetamine wie Ecstasy oder Metamphetamin. Insofern kann man Hirndoping eher der Kategorie »Medikamentenmissbrauch« zuordnen, nicht aber dem Drogenkonsum.

Es gibt aber noch weitere Unterscheidungsmerkmale: Zum einen ist die Motivation für Hirndoping und Drogenkonsum unterschiedlich. Hirndoping zielt auf eine Steigerung der geistigen Leistungsfähigkeit ab, während Drogen konsumiert werden, um in einen Zustand der Euphorie zu gelangen. Hirndoping wird eher zu einer Bewältigung der aktuellen Situation wie Prüfungsstress oder nachlassender geistiger Fähigkeiten betrieben, während Drogenkonsum zu einer Flucht aus der Realität verhelfen soll. Drogen sollen über den Zustand der Euphorie die Realität erträglicher machen. Auch der Weg, über den die Substanzen konsumiert werden, ist oft unterschiedlich. Dies lässt sich an den Amphetaminen gut erläutern. Während Amphetamine zum Hirndoping in Tablettenform konsumiert werden, nehmen Drogenabhängige die gleichen Medikamente zu sich, indem sie sie schnupfen oder in die Blutgefäße spritzen. Dieser Weg führt dazu, dass die Substanzen sehr schnell im Gehirn anfluten, wodurch eine euphorisierende Wirkung zustande kommt. In Tablettenform werden sie dagegen sehr langsam über die Magenschleimhaut aufgenommen, so dass sie verzögert und gleichmäßig im Gehirn ankommen: mit der Folge, dass zwar Konzentration und Aufmerksamkeit gesteigert werden, eine euphorische Wirkung aber ausbleibt. Vom Grad der ausgelösten Euphorie hängt auch ab, ob sich eine Abhängigkeit entwickelt, denn diese Gefahr ist bei hervorgerufenen rauschhaften Glückszuständen viel größer. Insofern werden Menschen, die Amphetamine zum Hirndoping einsetzen, viel seltener davon abhängig als Drogenkonsumenten.

Was wir unter Hirndoping verstehen, ist also immer abhängig von historischen, kulturellen, sozialen Umständen und dem Stand der Wissenschaft. Die Grundlage für meine weiteren Ausführungen ist die nachfolgende Definition:

> Unter Hirndoping versteht man den Versuch gesunder Menschen, die Leistungsfähigkeit des Gehirns durch die Einnahme von verschreibungspflichtigen Medikamenten zu verbessern. Dabei ist die Einnahme nicht medizinisch indiziert, die Substanzen wurden nicht ärztlich verordnet und der Konsum erfolgt nicht aus Genussgründen. Als Hirndoping bezeichnet man daher auch nicht den Konsum von Koffein oder pflanzlichen Produkten wie Extrakten des Baumes Ginkgo biloba, die auch zur geistigen Leistungssteigerung eingenommen werden, aber frei verkäuflich sind.

Durch diese Definition entsteht bewusst eine Nähe zur Definition von Doping im Sport. In den Ausführungen der Welt-Anti-Doping-Agentur (WADA) aus dem Jahre 2004 heißt es: »Doping ist der Versuch der Leistungssteigerung durch die Einnahme körperfremder Substanzen unerlaubter Wirkstoffgruppen (z. B. Anabolika) oder die Anwendung unerlaubter Methoden (z. B. Blutdoping).« Auch beim Doping im Sport wird der Fokus auf »unerlaubte« Substanzen gelegt, wobei hier mithilfe einer Liste entschieden wird, ob eine Substanz als Dopingwirkstoff unerlaubt ist oder nicht.

Interessanterweise finden sich auf der »Prohibited list« der WADA auch einige Substanzen, die zum Hirndoping eingesetzt werden. Dies sind zum Beispiel Amphetamine, Modafinil und Methylphenidat. Koffein gehört auf der neuen Liste dagegen nicht zu den verbotenen Substanzen.

Beim Hirndoping ergibt sich das »Unerlaubte« daraus, dass verschreibungspflichtige Medikamente missbraucht werden, die zur Behandlung von Erkrankungen zugelassen sind. Hinsichtlich der Frage, ob die Einnahme solcher Substanzen durch Gesunde beziehungsweise deren Verschreibung strafrechtlich relevant ist, gibt es unterschiedliche Meinungen. Mehr dazu später bei der Darstellung der rechtlichen Rahmenbedingungen im fünften Kapitel. Dass Hirndoping »unerlaubt« ist, heißt aber noch lange nicht, dass die Motive, die Leistungsfähigkeit des Gehirns verbessern zu wollen, schlecht oder moralisch verwerflich sind. Damit will ich mich im nächsten Kapitel beschäftigen.

2. *Motive für Hirndoping*

Haben Sie schon mal daran gedacht, ein Medikament einzunehmen, um Ihre geistige Leistungsfähigkeit zu steigern? Oder haben Sie es bereits schon einmal getan? Was hat Sie dazu bewogen? Welche Funktion Ihres Gehirns wollten Sie verbessern? Oder anders gefragt: Wäre es nicht wunderbar, wenn wir gar nicht mehr schlafen müssten, sondern einfach durcharbeiten könnten? Wenn wir am Freitagabend alle unerledigten E-Mails in einem Rutsch bearbeiten und unbeschwert ins Wochenende gehen könnten? Wenn wir am Ende gar nicht mehr lernen brauchten, sondern nur noch eine »kleine rote Pille« einnehmen und unseren Blick auf die Lehrbuchseiten richten müssten, damit alles photographisch von unserem Gehirn aufgenommen wird? Wäre nicht ein Arbeitgeber froh, wenn er nur noch fleißige, immer konzentriert und effektiv arbeitende Mitarbeiter hätte, deren Stimmung immer ausgeglichen ist und die sich auch durch Misserfolg nicht aus der Ruhe bringen ließen? Erzielt eine Gesellschaft, die Hirndoping zulässt, nicht einen Vorteil gegenüber anderen Gesellschaften, die Hirndoping verbieten? Also: Warum Hirndoping?

DER MENSCH IN DER MODERNEN WISSENSGESELLSCHAFT

Die Fähigkeit eines Menschen, sich lebenslang Wissen anzueignen und es passend einsetzen zu können, ist zu einem entscheidenden Erfolgsfaktor in unserer modernen Gesellschaft geworden. Während vielleicht noch zu Zeiten unserer Großväter ein starker Körperbau ausreichend war, um ein erfolgreiches Arbeitsleben zu absolvieren, ist seit Jahrzehnten immer mehr »Köpfchen« gefragt. Wer heute eine Lehre macht, konkurriert mit Abiturienten um einen Ausbildungsplatz, und die Ausbildung wird zunehmend anspruchsvoller. Es reicht schon lange nicht mehr aus, ein paar Handgriffe zu erlernen und dann erfolgreich loszulegen. Wer es heute zum Beispiel als Handwerker zu etwas bringen will, muss sich auch mit Mathematik, Informatik und Ökonomie beschäftigen. An allen Arbeitsplätzen hat eine zunehmende Technisierung eingesetzt, Computer und komplizierte Maschinen müssen bedient werden, die Aufgaben werden immer komplexer. Hinzu kommt die Globalisierung mit der Notwendigkeit, sich in fremden Sprachen zu verständigen und sich durch Flexibilität einem zunehmend internationalen Arbeitsmarkt anzupassen. Um diese Anforderungen unserer modernen Wissensgesellschaft zu erfüllen, werden immer mehr gut ausgebildete Arbeitnehmer benötigt. So hat auch die Zahl der Studierenden in Deutschland von Jahr zu Jahr zugenommen. Um ein Studium erfolgreich zu absolvieren, muss eine große Menge an Wissen aufgenommen und in Prüfungen passgenau abgerufen werden. Und nach dem Studium geht es weiter. Lebenslanges Lernen ist angesagt. In vielen Fächern wie zum Beispiel in der Medizin schließt sich an eine Studienzeit von sechs Jahren eine oft ebenso lange Weiterbildungszeit an, bis das Berufsziel erreicht ist. Dann folgen noch Fortbildungsveranstaltungen, durch die sich jeder erfolgreiche Arbeitnehmer auf dem Laufenden und wettbewerbsfähig halten soll.

Die Anforderungen an den optimalen Mitarbeiter sind offensichtlich: Eine gute Konzentration soll er haben, eine schnelle Auffassungsgabe, die Fähigkeit, angesichts der komplexen Arbeitsumfelder Arbeit zu strukturieren und zu organisieren, ein gutes Gedächtnis, hohe Kreativität, positive Stimmung, Mut, einen professionellen Umgang mit negativen Erfahrungen, Ausdauer und Stressresistenz – und das von morgens früh bis abends spät, am besten auch noch im Privatleben und am Wochenende. Unsere Leistungsgesellschaft hat inzwischen ein so hohes Tempo aufgenommen, dass zunehmend mehr Informationseinheiten in immer kürzerer Zeit bewältigt werden müssen. Jeder kennt dies aus der Menge der E-Mails, die uns jeden Tag regelrecht überschwemmen. Bekam man früher seine Briefe per Post und brauchte eine gewisse Zeit, um sie zu beantworten, so ist es heute selbstverständlich, dass eine E-Mail am selben Tag, wenn nicht gar sofort zu beantworten ist. Viele Arbeitnehmer werden mit diesen Anforderungen nicht mehr fertig. Sie versuchen, die Mehrbelastung durch Mehrarbeit zu bewältigen, und dadurch steigt die Gefahr von stressbedingten Erkrankungen. Wir alle kennen Arbeitnehmer, die sechzig, siebzig oder gar achtzig Stunden in der Woche arbeiten, um das erhöhte Arbeitspensum überhaupt zu bewältigen. Mithilfe von Hirndoping könnte man versucht sein, seine Leistungsfähigkeit über das normale Maß hinaus zu steigern, um den erhöhten Anforderungen gerecht zu werden. Schließlich haben viele Arbeitnehmer die Tendenzen der modernen Leistungsgesellschaft geradezu verinnerlicht: Immer produktiv, effektiv und schnell zu sein ist oberstes persönliches Ziel, und sei es nur durch die Einnahme von Medikamenten erreichbar.

Laut dem Gesundheitsreport der Deutschen Angestelltenkrankenkasse (DAK) von 2009 geben 25 Prozent von etwas mehr als dreitausend befragten Berufstätigen an, dass der Wunsch, Gedächtnis und Konzentration im Beruf zu steigern, ein vertretbarer Grund für eine Medikamenteneinnahme sei. 13 Prozent halten eine Medikamenteneinnahme für gerechtfertigt, um Müdigkeit zu beseitigen, und 8 Prozent um bei Termindruck länger arbeiten zu können und bei einem schnelleren und hektischeren Arbeitstempo mithalten zu können. Daraus kann leicht ein Teufelskreis entstehen, der nicht selten in einem Zusammenbruch endet, wenn der Körper Ruhe und Erholung irgendwann erzwingt.

Interessanterweise geht es bei dieser Form von Hirndoping weniger darum, schneller oder besser im Vergleich zu Arbeitskollegen zu sein. So gaben in der eben genannten DAK-Studie nur 4 Prozent der Befragten an, Hirndoping spiele eine Rolle, um einen Wettbewerbsvorteil zu erzielen. Entscheidendes Motiv ist vielmehr der Versuch, das aus den Fugen gekommene Verhältnis von Arbeitsmenge und Arbeitszeit durch hirndopingunterstützte Mehrarbeit wieder gerade zu rücken.

Ein anderes Ziel von Hirndoping kann sein, die anstehende Arbeit in kürzerer Zeit zu erledigen, um mehr Raum für Freizeitaktivitäten zu haben und so zum Beispiel Familie und Beruf besser in Einklang bringen zu können. Stellen Sie sich einen Geschäftsmann vor, der am Ende der Woche eine Kapsel Modafinil einnimmt und damit bis spät in die Nacht konzentriert alle E-Mails abarbeitet, um Samstag und Sonntag für die Familie Zeit zu haben. Hier ist das Motiv für Hirndoping ein völlig anderes, nämlich die schnelle und konzentrierte Arbeitserledigung, um mehr Zeit für Erholungsphasen zu gewinnen. Wäre Hirndoping in diesem Fall nicht hilfreich, um eine gesunde »work-life-balance« herzustellen?

Wieder andere Menschen betreiben Hirndoping, um das Optimale aus sich herauszuholen oder die Qualität ihrer Arbeit zu verbessern. Denkbar wäre dies zum Beispiel bei Chirurgen, die mithilfe von Hirndoping besser und länger konzentriert operieren und damit die Komplikationsrate senken könnten. Andere versuchen, durch Antidepressiva ihre emotionale Ausgeglichenheit oder ihre soziale Kontaktfähigkeit zu verbessern oder, durch welche Substanz auch immer, zu genialen Ideen zu gelangen.

HIRNDOPING ZUR SELBSTVERWIRKLICHUNG

Mit diesem Motiv, Hirndoping dafür einzusetzen, schlummernde Potenziale in uns allen zu wecken, trifft Hirndoping auf einen Nerv der modernen, zumindest US-amerikanischen Gesellschaft, den der Bioethiker Carl Elliott im Jahr 2003 in einem Artikel mit der Überschrift »American Bioscience meets the American dream« treffend charakterisiert hat. Die Ziele des amerikanischen »Way of Life«, in Freiheit und Eigenverantwortung das Bestmögliche aus sich und seinen Fähigkeiten zu machen, könnten durch die Errungenschaften der modernen Forschung leichter erreichbar sein. So könnte man mit der Einnahme von Medikamenten erst das aus sich herausholen, was in einem steckt, aber bisher verborgen und noch nicht entwickelt ist. Selbsterfüllungsszenarien unter Medikamenteneinfluss?

Erinnern Sie sich an die problematische Abgrenzung zwischen Schüchternheit und sozialer Phobie, die ich im ersten Kapitel erörtert habe? Elliott beschreibt den Fall eines 23-jährigen Mannes mit extremer Schüchternheit. Durch die Anwendung des Antidepressivums Paroxetin, das in Deutschland unter anderem als Seroxat®, in den USA als Paxil® auf dem Markt ist, konnte der junge Mann seine ausgeprägte Schüchternheit überwinden und sich damit erst so fühlen, wie er glaubte, wirklich zu sein. Weiterhin schildert er den Fall eines gesunden jungen Menschen, der wegen Konzentrationsschwierigkeiten Ritalin® einnahm und damit erst in der Lage war, frei von Einschränkungen optimale Leistungen zu erzielen. Wenn sich gesunde Menschen durch die Einnahme von Medikamenten stabiler fühlen, bessere Leistungen erbringen und zu sich selbst finden – soll Hirndoping dann verwerflich sein?

VERBESSERUNG DER LEISTUNGSFÄHIGKEIT UNSERES GEHIRNS

Lassen Sie mich nun im Folgenden genauer auf die verschiedenen Ziele von Hirndoping eingehen und die Leistungen unseres Gehirns genauer beschreiben, die durch Hirndoping optimiert werden sollen. Dies ist wichtig, damit Sie die Wirkungen der verfügbaren Substanzen, denen ich mich im vierten Kapitel detailliert zuwenden werde, besser verstehen können.

Die Leistungen des Gehirns, die durch Hirndoping beeinflussbar sind, betreffen stark vereinfacht drei große Bereiche, nämlich:

- → Wachheit, Aufmerksamkeit und Konzentration
- → Lernen und Gedächtnis
- → Stimmung und Kontaktfähigkeit mit Anderen

STEIGERUNG VON WACHHEIT, AUFMERKSAMKEIT UND KONZENTRATION Aufmerksamkeit, Wachheit und Konzentrationsfähigkeit zu steigern ist ein häufig im Zusammenhang mit Hirndoping genanntes Motiv von Studierenden. So haben Christian Teter sowie Sean Esteban McCabe und Kollegen von der Universität Michigan in den USA eine Umfrage mit fast 20.000 Studierenden durchgeführt und festgestellt, dass 43 Prozent derjenigen, die schon einmal Hirndoping betrieben hatten, das Ziel verfolgten, aufmerksamer und wacher zu werden. 58 Prozent der Befragten gaben an, durch die Einnahme der Substanzen ihre Konzentration verbessern zu wollen. Auch in der oben bereits erwähnten Studie der Deutschen Angestelltenkrankenkasse hatten 25 Prozent der befragten Berufstätigen angegeben, dass die Steigerung von Gedächtnisleistungen und Konzentrationsfähigkeit im Beruf ein legitimes Motiv für Hirndoping darstelle. 13 Prozent sahen es als Ziel einer Medikamenteneinnahme an, Müdigkeit zu beseitigen.

Aufmerksamkeit, Konzentration und Wachheit hängen eng zusammen. Wer müde ist, ist nicht aufmerksam und kann sich schlecht konzentrieren. Diese Erfahrung kennen wir alle. Was versteht man aber genau unter diesen Begriffen und was sind die biologischen Grundlagen?

Aufmerksamkeit beinhaltet zwei Fähigkeiten: Zum einen geht es darum, in einer langweiligen Umgebung seltene Reize korrekt wahr- und aufzunehmen. Denken Sie an einen Wachmann, der die ganze Nacht vor vielen Bildschirmen sitzt. Seine Aufmerksamkeit ist dann gut, wenn er in der Lage ist, genau die eine entscheidende Unregelmäßigkeit in dieser Nacht zu bemerken. Zum anderen gehört zur Aufmerksamkeit die Fähigkeit, sich ganz auf eine Sache zu konzentrieren und zu fokussieren. Diese selektive Aufmerksamkeit benötigt man zum Beispiel in einer Umgebung, in der viele Reize auf einen einströmen. Denken Sie zum Beispiel an einen Besuch in einem lauten Restaurant. Ihre Aufmerksamkeit ist dann gut, wenn es Ihnen gelingt, alle störenden Reize auszublenden und sich ganz auf das Gespräch mit Ihrem Tischnachbarn zu konzentrieren.

Die zugrunde liegenden biologischen Mechanismen sind zum Teil bekannt. Man nimmt an, dass ein kompliziertes Zusammenspiel von Netzwerken aus Nervenzellen an der Regulation von Wachheit und Schlaf sowie von Konzentration und Aufmerksamkeit beteiligt ist. Eine wichtige Rolle spielen dabei Nervenzellen, die Botenstoffe wie Dopamin oder Noradrenalin herstellen. Sie haben sicher schon einmal die Erfahrung gemacht, dass ein plötzlicher Schreck Sie hellwach und aufmerksam macht. Bei einer solchen überraschenden Stresseinwirkung setzt das Gehirn Dopamin und Noradrenalin frei. Dies führt zu einer Steigerung von Wachheit und Konzentration. Viele Medikamente, die zur Verbesserung von Aufmerksamkeit und Konzentration beziehungsweise zur Überwindung von Müdigkeit eingesetzt werden, beeinflussen die Produktion dieser Botenstoffe. Eines dieser Medikamente ist Modafinil, dessen Wirkungen Charles Eaton in der Wissenschafts-Zeitschrift *Nature* im Januar 2008 sehr anschaulich beschrieben hat. So berichtet er, dass er sich ohne Einnahme dieses Medikaments nur für maximal eine Stunde auf eine schwierige technische Aufgabe konzentrieren konnte. Mit Modafinil aber konnte er diesen Zustand der fokussierten Aufmerksamkeit auf mindestens drei Stunden verlängern. Er beschreibt, dass das Medikament ihn zwar nicht »klüger« gemacht habe, ihn aber in die Lage versetzte, länger konzentriert zu arbeiten. Eine ähnliche Erfahrung machte er, als er eine dreitägige Autoreise unternahm. Durch die Einnahme von Modafinil sei er nicht nur wacher gewesen, sondern habe die Reise auch mehr genossen und als weniger ermüdend empfunden.

VERBESSERUNG VON LERNEN UND GEDÄCHTNIS Ich habe im vorigen Kapitel bereits ausgeführt, dass in unserem Gehirn fortlaufend plastische Veränderungsprozesse ablaufen. Einer der wichtigsten dieser Prozesse ist die Gedächtnisbildung, die grob in drei Schritten abläuft. Der erste Schritt ist das Aufnehmen neuer Informationen; der zweite die Überführung in das Kurzzeitgedächtnis, in dem Informationen über einen Zeitraum von Minuten bis Stunden gespeichert werden; der letzte Schritt besteht aus der Konsolidierung im Langzeitgedächtnis, worunter man die Verankerung der Informationen im Gedächtnis für Tage oder Monate, bis hin zur Dauer eines ganzen Lebens versteht. Vieles lernen wir in der Kindheit und verlernen es nie mehr. Dazu gehören zum Beispiel Bewegungsabläufe wie Radfahren oder Schwimmen. Diese Gedächtnisleistungen werden im sogenannten impliziten oder prozeduralen Gedächtnis gespeichert, worunter man die Gedächtnisbildung für Fähigkeiten versteht, die unbewusst ablaufen, wie Bewegungsprogramme oder emotionale Reaktionsmuster. Im Gegensatz dazu versteht man unter dem expliziten oder deklarativen Gedächtnis die Speicherung von Fakten, Ideen und Gegebenheiten, die bewusst wahrgenommen und abgerufen werden können. Wenn Sie zum Beispiel Englisch-Vokabeln lernen, werden die Worte im deklarativen Gedächtnis gespeichert, damit sie später hoffentlich gut wieder abgerufen werden können.

Für eine gute Gedächtnisbildung, aber auch für den gelungenen Abruf von Informationen aus dem Gedächtnis sind Wachheit, Konzentration und Aufmerksamkeit wichtig; das kennen wir alle aus eigener Erfahrung. Wenn Sie in der Schule oder beim Studium nicht aufmerksam zuhören, wird die Information auch nicht Ihr Gedächtnis erreichen. Das klingt zwar trivial, ist aber für unser Verständnis, wie Hirndoping-Substanzen wirken, sehr wichtig. Denn viele dieser Medikamente steigern nur Wachheit, Aufmerksamkeit und Konzentration und beeinflussen darüber nur sekundär, was im Gedächtnis haften bleibt und was nicht.

Um es vorwegzunehmen: Es gibt bisher kein Medikament, das die Gedächtnisleistung direkt verbessert. Und es gibt keine Substanz, die uns unmittelbar klüger macht. Trotzdem ist die Verbesserung von Lernen und Gedächtnis einer der faszinierendsten Aspekte der Diskussion um Hirndoping. Denn nicht nur Schüler, Auszubildende und Studierende dürften größtes Interesse daran haben, durch Medikamente einfacher und schneller zu lernen und das Gedächtnis zu verbessern. Auch die riesige Zahl von Menschen, die ihr aktives Berufsleben hinter sich haben, ist interessiert daran, das schleichende Nachlassen ihrer Gedächtnisleistungen zu verhindern oder zumindest aufzuhalten. Denken Sie zum Beispiel an die vielen Rentner, die Gasthörer an den Universitäten sind, oder an die vielen älteren Menschen, die sich einfach nur geistig fit halten wollen. Die Entwicklung der »kleinen roten Pille« zur Verbesserung von Lernen und Gedächtnis ist aber noch nicht in Sicht. Dennoch: Die Zukunft verspricht einiges, da die biologischen Grundlagen von Lernen und Gedächtnis zunehmend verstanden werden und es so zumindest möglich erscheint, Medikamente zu entwickeln, die passgenau in diese Prozesse eingreifen können.

Dass herausragende Gedächtnisleistungen tatsächlich möglich sind, zeigen uns Menschen, die hochentwickelte Fähigkeiten haben und die man als »Savants« bezeichnet. Der Begriff stammt aus dem Französischen und bedeutet »Wissende«. Savants wie Daniel Tammet, Autor des 2009 erschienenen Buches *Wolkenspringer*, sind zum Beispiel in der Lage, innerhalb einer Woche eine neue Sprache zu lernen, sich innerhalb kurzer Zeit die Inhalte von Lexika zu merken oder nach einem kurzen Überflug das Panorama einer ganzen Stadt zu zeichnen. Sind Savants also glanzvolle Vorbilder für uns alle? Leider nein. Denn sie verfügen zwar über einzelne sehr hochentwickelte Fähigkeiten, leiden andererseits aber auch unter erheblichen Defiziten. So sind Savants in der Regel Autisten, die große Schwierigkeiten haben, mit anderen Menschen Kontakt aufzunehmen und »warm« zu werden. Daniel Tammet etwa ist nicht in der Lage, sich Gesichter anderer Menschen zu merken. Dies sind Hinweise darauf, dass ein großer Vorteil in einem Bereich, wie zum Beispiel eine außergewöhnliche Gedächtnisleistung, oft oder vielleicht immer mit einem Nachteil in anderen Bereichen einhergeht. Möglicherweise hat sich in der Evolution des Menschen eine natürliche »Bremse« entwickelt, die verhindert, dass einzelne Gehirnfunktionen auf Kosten des Gesamtsystems Gehirn zu stark optimiert werden.

Neben der Fähigkeit, Neues zu lernen und Gedächtnisinhalte zu bilden, ist auch das Vergessen sehr wichtig. Stellen Sie sich vor, Sie könnten nichts mehr vergessen, sondern müssten sich ständig daran erinnern, was sie gestern und vorgestern, vor zwei Monaten oder vor einem Jahr zu Mittag gegessen haben oder was Sie an welchem Tag unternommen haben. In der Literatur sind Fälle von Menschen zu finden, die nichts vergessen können. So beschrieben Elizabeth Parker und Kollegen im Jahr 2006 eine Patientin, deren ständiges Erinnern so dominant ist, dass sie kein normales Leben mehr führen kann. Über ihre Erinnerungsfähigkeit sagt sie selbst, dass sie beim Hören eines Datums genau vor sich sehe, was an diesem Tag passierte – und liege das Ereignis einen Monat, zehn Jahre oder noch länger zurück. Die Erinnerungen würden bis zu ihrem vierzehnten Geburtstag zurückreichen. Das ständige Erinnern laufe unkontrolliert und automatisch ab und belaste sie außerordentlich. Vergessen zu können wäre für sie wie eine Erlösung.

Den Vorgang des Vergessens durch Medikamente zu fördern wäre aber nicht nur hier ein erstrebenswertes Ziel, sondern auch bei Patienten und Gesunden. Stellen Sie sich eine Frau vor, die von den Erinnerungen an eine Vergewaltigung oder einen Überfall verfolgt wird, oder einen Soldaten, der aufgrund seiner Erinnerungen an schreckliche Kriegserlebnisse kampfunfähig geworden ist. Die Einnahme von Medikamenten zum Auslöschen dieser Erinnerungen könnte erstrebenswert sein, um diese Menschen von ihren seelischen Belastungen zu befreien. Wie ich im vierten Kapitel zeigen werde, gibt es erste Hinweise darauf, dass durch die Einnahme von Betablockern wie Propranolol, die eigentlich zur Behandlung des Bluthochdrucks oder des beschleunigten Herzschlages eingesetzt werden, Erinnerungen an traumatische Ereignisse abgeschwächt werden können.

Auch das Verlernen von pathologisch gelernten Mustern, wie zum Beispiel Höhenangst, kann durch die Einnahme von Medikamenten gefördert werden. So zeigten der Psychiater Kerry Ressler und Kollegen von der Emory University in Atlanta, USA, im Jahr 2004 in einer aufsehenerregenden Studie, dass eine Psychotherapie zur Behandlung von Höhenangst effektiver war, wenn die Patienten das Medikament D-Cycloserin, das in den USA zur Behandlung der Tuberkulose zugelassen ist, eingenommen hatten. In dieser Studie behandelten die Forscher 28 Patienten, die unter Höhenangst litten, psychotherapeutisch, indem sie die Patienten in einem Fahrstuhlsimulator zunehmenden Höhen aussetzten. Durch die wiederholte Konfrontation mit dem Angst auslösenden Reiz, hier mit der Höhe im Fahrstuhlsimulator, finden eine langsame Gewöhnung und ein Abbau der Angst statt. Die Patientengruppe, die zusätzlich zu dieser Form der Verhaltenstherapie einmalig die Substanz D-Cycloserin eingenommen hatte, gewöhnte sich schneller an die Höhen, wurde damit schneller angstfrei und zeigte auch nach Abschluss der Psychotherapie bei erneuter Konfrontation mit der Angst auslösenden Höhe stabilere Effekte.

VERBESSERUNG VON STIMMUNG UND KONTAKTFÄHIGKEIT MIT ANDEREN Die Verbesserung unserer Stimmung, das verstärkte Erleben positiver Gefühle bei gleichzeitiger Unterdrückung negativer Gefühle oder das Erzielen einer emotionalen Ausgeglichenheit können ebenso Motive für Hirndoping sein. Wer ein Miesepeter ist, wird es beruflich wahrscheinlich weniger weit bringen als der »Sunnyboy«, der vieles leicht und gelassen nimmt und durch seine freundliche Ausstrahlung andere für sich gewinnt. Wäre für unseren Miesepeter ein Stimmungsaufheller nicht die Lösung? Oder wäre nicht die Einnahme eines Medikamentes erstrebenswert, das uns nach einem stressigen Arbeitstag neue Energie gibt, um auch zuhause noch freundlich und gelassen zu sein und unseren Partner oder unsere Partnerin nicht abgespannt und erschöpft zu nerven? Interessanterweise scheint das Motiv, im Privatleben besser gelaunt zu sein, noch mehr zu zählen als die Stimmungsverbesserung im Berufsleben. Das hat zumindest die bereits erwähnte Bevölkerungsbefragung der Deutschen Angestelltenkrankenkasse (DAK-Gesundheitsreport 2009) ergeben: So gaben circa 16 Prozent der Frauen und 9 Prozent der Männer an, die Einnahme von Medikamenten sei dann vertretbar, wenn sie ihnen im Privatleben zu einer besseren Stimmung verhelfe, während es nur für circa 6 Prozent der Frauen und 4 Prozent der Männer ein erstrebenswertes Ziel war, durch Hirndoping eine freundliche Ausstrahlung im Umgang mit Kunden aufrechtzuerhalten.

Als in den USA Mitte der 1980er Jahre das Antidepressivum Fluoxetin auf den Markt kam, schien diese Form von Hirndoping in greifbare Nähe gerückt zu sein. Tatsächlich wurde Fluoxetin, das in den USA unter dem Handelsnamen Prozac® vertrieben wird, auch von Tausenden, wenn nicht Millionen gesunder Menschen eingenommen: mit dem Ziel, besser gelaunt, ausgeglichener und glücklicher zu sein. Die amerikanische Gesellschaft wurde zur »Prozac®-Nation«, der es vielleicht nur gedopt gelang, sich den Wunsch nach unbegrenztem positivem Denken zu erfüllen. Diese Welle ist inzwischen zum Glück wieder abgeebbt; nicht zuletzt deshalb, weil die Wirksamkeit der Antidepressiva bei Gesunden und ihre Nebenwirkungen und Gefahren zunehmend kritisch bewertet wurden. Mehr dazu im vierten Kapitel.

Antidepressiva werden jedoch nicht nur mit dem Ziel der Stimmungsaufhellung eingesetzt, sondern auch, um die Kontaktfähigkeit zu verbessern. Erinnern Sie sich an den oben beschriebenen jungen Mann, der wegen Kontaktscheue kein erfülltes Leben führen konnte? Die Einnahme des Antidepressivums Paroxetin hatte ihn zu einem offenen und zugewandten Menschen gemacht, der sich nicht mehr scheu zurückzog, sondern auf andere zuging und sich seine Wünsche erfüllte. Gerade in einer Zeit, in der wir bei scheinbarer Weltoffenheit eine zunehmende Vereinsamung der Menschen beobachten, könnte die Steigerung der Kontaktfähigkeit durch Hirndoping ein erstrebenswertes Ziel sein.

Über die biologischen Mechanismen, die Vertrautheit oder gar Liebe steuern, ist viel diskutiert und spekuliert worden. Es wäre völlig abwegig anzunehmen, dass es einfach einen Botenstoff im Gehirn gibt, der – einmal ausgeschüttet – Gefühle wie Liebe oder Zuneigung auslöst; geschweige denn, dass ein Medikament solche Gefühle erzeugen kann. Dennoch haben Gefühlszustände auch eine biologische Grundlage, da alles, was wir denken, fühlen oder tun, ohne unser Gehirn nicht möglich wäre. Die sehr komplexen plastischen Prozesse im Gehirn haben wir bis heute nur ansatzweise verstanden und vielleicht werden wir sie auch nie genau begreifen. Und so sind auch der Botenstoff Serotonin oder das Hormon Oxytozin, die mit Gefühlszuständen wie Liebe und Vertrauen in Verbindung gebracht werden, nur kleine Puzzleteile eines größeren Zusammenhangs.

Serotonin wird auch als Glückshormon bezeichnet, da man annimmt, dass Depressionen durch einen Mangel an Serotonin zustande kommen. Viele Antidepressiva erhöhen die Konzentration von Serotonin im Gehirn. So hemmen Fluoxetin und Paroxetin die Wiederaufnahme von Serotonin in die Nervenzellen, nachdem es ausgeschüttet wurde. Durch diese Wiederaufnahmehemmung steigt die Konzentration von Serotonin im Raum zwischen den Nervenzellen an. Serotonin kann so stärkere Wirkungen entfalten, die dann über komplizierte weitere Prozesse bei depressiven Patienten zu einer Stimmungsaufhellung führen. Relativ hohe Konzentrationen von Serotonin finden sich beispielsweise auch in Schokolade, deren Verzehr nicht zu Unrecht mit stimmungsverbessernden Effekten in Verbindung gebracht wird.

Das Hormon Oxytozin kam erst in den letzten Jahren in den Fokus der neurowissenschaftlichen Forschung. Man weiß zwar schon lange, dass Oxytozin bei Frauen Wehen auslöst, die Milchbildung anregt und für die Bindung der Mutter an das Kind eine Rolle spielt. Nicht allzu lange ist allerdings bekannt, dass dieses Hormon offenbar ganz allgemein, auch bei Männern, die Vertrauensbildung zu fördern scheint. Lassen Sie mich dazu einige interessante wissenschaftliche Untersuchungen anführen: Im Jahre 2005 konnte die Arbeitsgruppe um Ernst Fehr und Michael Kosfeld von der Universität Zürich zeigen, dass Oxytozin das Vertrauen in andere Menschen verstärken kann. Die Wissenschaftler verwendeten in ihren Untersuchungen ein »Vertrauensspiel«, in dem die Probanden mit fiktiven Kooperationspartnern hohe Investitionen vereinbarten, die großes Vertrauen in die Geschäftspartner voraussetzten. Wenn die Probanden vor dem Spiel das Hormon Oxytozin verabreicht bekamen, steigerte sich das Vertrauen, das sie gegenüber den fiktiven Spielpartnern aufbrachten. Gab man ihnen jedoch ein Scheinmedikament, ein Placebo, blieb das Vertrauen geringer ausgeprägt.

In eine ähnliche Richtung weisen die Untersuchungen einer von Beate Ditzen und Mitarbeitern (Universität Zürich) im Jahr 2009 veröffentlichten Studie. Hier wurden 47 Ehepaaren vor einer schwierigen therapeutischen Sitzung, die aufgrund eines Partnerschaftskonfliktes nötig war, entweder Oxytozin oder ein Placebopräparat verabreicht. Oxytozin führte zu signifikant mehr positiver Kommunikation zwischen den Ehepartnern und zu einer Reduzierung der Ausschüttung von Stresshormonen während des Paargespräches. Bisher ist die Gabe von Oxytozin beim Menschen wenig praktikabel, da es wegen des schnellen Abbaus im Magen-Darm-Trakt nicht in Tablettenform verabreicht werden kann. Damit es seine Wirkung überhaupt entfalten kann, muss es entweder über die Venen gespritzt oder über die Nasenschleimhaut aufgenommen werden. Beides sind relativ aufwendige und teure Applikationswege. Medikamente, die ähnlich wie Oxytozin wirken, gibt es bisher noch nicht. Allerdings arbeiten Pharma-Firmen daran, solche Substanzen zu entwickeln. In Zukunft könnten sie für Hirndoping von Interesse sein.

GESELLSCHAFTLICHE MOTIVE FÜR HIRNDOPING

Die Optimierung der Leistungsfähigkeit ist nicht nur ein persönliches Ziel von nach Erfolg strebenden Menschen, sondern Maßnahmen zum Hirndoping könnten auch gesellschaftlich oder staatlich gewünscht oder gefördert, wenn nicht gar gefordert werden. Wenn sich Substanzen finden ließen, die aus Arbeitnehmern dauerkonzentrierte, dauerwache, dauerfreundliche, stressresistente und effektive Arbeitskräfte machten – warum sollten dann Arbeitgeber oder staatliche Behörden nicht Hirndoping aktiv fördern oder sogar von ihren Mitarbeitern verlangen? Tatsächlich gibt es vor allem in den USA zunehmend Forderungen von Wissenschaftlern und Politikern, Hirndoping frei zu geben, um die Leistungsfähigkeit jedes einzelnen Menschen optimal zu verbessern. Ich werde im letzten Kapitel darauf zurückkommen und deutlich machen, dass solchen Forderungen nach der heutigen Forschungslage klare Grenzen gesetzt werden müssen.

Der berühmte Ausspruch »Wissen ist Macht« des Philosophen und Staatsmannes Francis Bacon, der von 1561 bis 1626 lebte, ist für unsere moderne Gesellschaft unverändert von größter Bedeutung. Gerade in einem ressourcenarmen Land wie Deutschland ist Wissen als Folge einer optimalen Leistungsfähigkeit des Gehirns volkswirtschaftlich sehr relevant. Die Wissensgesellschaft ist die Gesellschaft der Zukunft. Deutschland konkurriert im globalen Wissens- und Know-how-Wettbewerb mit der ganzen Welt. Als (Noch-) Exportweltmeister ist Deutschland besonders auf die Entwicklung und Produktion intelligenter Innovationen angewiesen.

In einem riesigen Forschungsvorhaben arbeiteten in den vergangenen drei Jahren mehr als 450 Experten aus sechzehn Ländern im sogenannten »Foresight Project on Mental Capital and Wellbeing« und verfassten etwa achtzig Schriften zu den verschiedensten Herausforderungen, die in den nächsten zwanzig Jahren auf die moderne Gesellschaft zukommen werden. Die Schriften sollen politische und andere Entscheidungsträger aus verschiedenen Ländern über diese Entwicklungen informieren. Eine Kurzzusammenfassung der wichtigsten Ergebnisse wurde im Oktober 2008 von John Beddington und Kollegen im Wissenschaftsmagazin *Nature* veröffentlicht.

Die zentrale Annahme des Expertengremiums ist, dass das Ausnutzen alle kognitiven Ressourcen einer Gesellschaft einen zentralen Zukunftsfaktor darstellt. In einer sich schnell wandelnden globalisierten Welt sei dies für den Erfolg einer Gesellschaft entscheidend. Hirndoping wird in diesen Schriften als eine wirksame Möglichkeit angesehen, die geistige Leistungsfähigkeit einer

Wissens- und Leistungsgesellschaft weiter zu steigern. Hirndoping könnte somit zu einem wichtigen volkswirtschaftlichen Faktor werden. Stellen Sie sich einmal vor, man könnte durch Hirndoping die tägliche konzentrierte und effektive Arbeitszeit eines Arbeitnehmers um nur dreißig Minuten verlängern, etwa durch die Überbrückung des nachmittäglichen Leistungstiefs. Bei einem großen Unternehmen mit zehntausend Arbeitnehmern ließen sich so jeden Tag fünftausend Stunden zusätzliche effektive Arbeitszeit gewinnen. Oder es ließe sich die mit dem Alter nachlassende Arbeitsgeschwindigkeit durch Hirndoping ausgleichen, so dass sechzigjährige Arbeitnehmer nicht mehr benachteiligt wären, sondern aufgrund ihrer größeren Berufserfahrung gegenüber jungen Arbeitnehmern sogar einen deutlichen Wettbewerbsvorteil erreichen würden. Würde das nicht unsere Arbeitswelt völlig auf den Kopf stellen? Würde das nicht zu messbaren volkswirtschaftlichen Vorteilen führen?

Oliver Warren und Kollegen von der chirurgischen Abteilung des St. Mary's Krankenhaus in London haben sich in einer im Jahr 2009 publizierten Studie mit der Bedeutung von Hirndoping bei Ärzten und Chirurgen auseinandergesetzt. Trotz Verbesserungen des Arbeitszeitgesetzes stellt Müdigkeit gerade unter Ärzten unverändert ein großes Problem dar. Übliche Methoden, um der Müdigkeit entgegenzuwirken, sind Rauchen, Kaffee trinken und kurze Schlafpausen. Insbesondere für Operateure, die eine ruhige Hand haben müssen, kann die Einnahme von Koffein in höheren Dosen Herzklopfen und ein leichtes Zittern der Hände verursachen. Daher sind nach Ansicht der Autoren nebenwirkungsarme Alternativen wünschenswert. Sollte die Entwicklung solcher nebenwirkungsarmen und effektiven Medikamente nicht staatlich gefördert werden? Wäre es nicht im Interesse aller, optimal leistungsfähige Ärzte bei Notfalleinsätzen und während des Nachtdienstes zu haben, damit weniger Fehler passieren? Wenn es gelänge, diese Fehlerraten durch Hirndoping zu senken und die Leistungsfähigkeit der Ärzte in kritischen Situationen zu verbessern, warum sollten dann nicht nur noch »optimierte« Ärzte eingesetzt werden? Wären wir sogar bereit, für gedopte Ärzte höhere Krankenkassenbeiträge zu bezahlen?

Wohin die Reise gehen könnte, zeigt eine Studie von Michelle Gill und Kollegen von der Loma-Linda-Universität in Kalifornien.

Sie untersuchten die Effekte von Modafinil bei Ärzten, nachdem sie eine Nacht im Dienst durchgearbeitet hatten. Die mit Modafinil behandelten Ärzte schnitten in verschiedenen Testuntersuchungen, zum Beispiel bezüglich ihrer Reaktionsgeschwindigkeit, besser ab als Kollegen, denen nur ein Placebo verabreicht wurde. Ob sich das jedoch in einer besseren ärztlichen Leistungsfähigkeit niederschlägt, ist nicht bewiesen. Da durch Modafinil jedoch die Müdigkeit verringert wird, kann man vorsichtig auch auf eine fehlerfreiere Arbeit der Ärzte rückschließen.

Zu Hirndoping bei Piloten gibt es zwei vielrezipierte wissenschaftliche Untersuchungen, die von Jerome Yesavage und Mitarbeitern von der Stanford-Universität in Kalifornien im Jahr 2002 und von John A. Caldwell und Kollegen im Jahr 2000 publiziert wurden. Beide Studien zeigten, dass gesunde Piloten nach der Einnahme von Hirndoping-Substanzen wie dem Alzheimer-Medikament Donepezil oder dem Wachmacher Modafinil verbesserte Leistungen im Flugsimulator zeigten. Auch wenn diese Untersuchungen methodische Probleme aufweisen, auf die ich im vierten Kapitel zurückkommen werde, berühren sie doch ein wichtiges Thema: Prinzipiell scheint es möglich zu sein, die Sicherheit im Flugverkehr durch Hirndoping zu erhöhen. Liegt es da nicht nahe, weitere Studien zu fördern und solche Substanzen im Flugverkehr auch tatsächlich einzusetzen? Dass wir von einem solchen Szenario nicht weit entfernt sind, zeigt der Einsatz von Hirndoping beim Militär.

HIRNDOPING BEIM MILITÄR

Der britische Pharmakologe Leslie Iversen hat in seinem im Jahr 2009 in deutscher Übersetzung erschienenen Buch *Speed, Ecstasy, Ritalin* die Anwendung von Amphetaminen beim Militär sehr anschaulich beschrieben. So wurden leistungssteigernde Amphetamine in den 1930er Jahren erstmals im spanischen Bürgerkrieg eingesetzt. Im zweiten Weltkrieg entwickelte sich dann auf beiden Seiten der Front ein wahrer Boom. Als sogenannte »Go-Pills« sollten Amphetamine Müdigkeits- und Erschöpfungszustände der Soldaten verringern. In den 1930er-Jahren hatte eine Privatfirma in Berlin, die Temmler-Werke, eine Schlüsselposition. Diese Firma stellte Metamphetamin her, das sie unter dem Handelsnamen Pervitin® vertrieb. Diese Substanz wurde während des Polenfeldzugs an viele deutsche Piloten Lastwagen- und Panzerfahrer verteilt, um deren körperliches Durchhaltevermögen zu verbessern, Müdigkeit zu beseitigen und möglicherweise auch den Grad der Aggressivität zu steigern. Auch Adolf Hitler soll während des Krieges Pervitin® eingenommen haben. Pervitin® führte aber, wie bald klar wurde, zu schweren Abhängigkeiten, so dass es noch während des Krieges unter die deutsche Opiumgesetzgebung gestellt wurde.

Metamphetamin gilt heute unverändert als illegale Droge und wird wegen der schweren Abhängigkeitsentwicklungen als gefährlich eingeschätzt. D-Amphetamin, bei dem gegenüber dem gefährlicheren Metamphetamin eine Methylgruppe fehlt, wurde aber weiter millionenfach ausgegeben, zum Beispiel in der britischen Armee und bei den amerikanischen Truppen. Die Amerikaner verfügten in den 1940er Jahren über Vorräte von mehr als hundert Millionen Tabletten D-Amphetamin. Zwischen 1966 und 1969 lag der Verbrauch sogar bei 225 Millionen Tabletten, der in den Jahren danach jedoch langsam abnahm. Zeitweilig wurde die Einnahme von D-Amphetamin bei den US-Streitkräften sogar verboten.

Mit dem zweiten Golfkrieg hat sich dies offenbar wieder geändert. Eric Bower und James Phelan, zwei Mitarbeiter in einem Militärkrankenhaus der US-Navy, haben 2003 in einem Artikel in der angesehenen Zeitschrift *The Lancet* erläutert, dass aufgrund der Änderung der Kampfstrategien der US-Armee der Bedarf an Hirndoping-Substanzen immer größer wird: Die US-Armee führt Bombardierungen zunehmend in der Nacht durch und startet die Angriffe von weit entfernten Militärstützpunkten aus, was lange Nachtflüge zu den Kampfeinsätzen notwendig macht. Amphetamine werden eingesetzt, damit Kampfflieger die Aufmerksamkeit auf den Bombenabwurf noch besser fokussieren können und sie vor Müdigkeit geschützt sind. Dazu gehört auch die Einnahme von Modafinil. Auch diese Substanz soll die Piloten auf langen Rückflügen zur Militärbasis wach halten.

Beim US-Militär gibt es laut Recherchen von Leslie Iversen Regelungen, die die Einnahme von leistungssteigernden Substanzen unter Zwang stellen. So müssen die Piloten folgende Erklärung unterzeichnen: »Ich bin darüber informiert und ich weiß, dass die FDA (Food and Drug Administration) der USA die Einnahme von Dexedrin [ein Amphetamin-Abkömmling] zur Überwindung von Müdigkeit nicht gutheißt ... und ich bin mir des Weiteren im klaren darüber, dass der Entschluss, dieses Medikament zu nehmen, ausschließlich in meiner eigenen Verantwortung liegt.« Etwas weiter unten in der Zustimmungserklärung der Piloten heißt es aber, dass es ernste Folgen haben könnte, falls sie die Medikamente nicht einnehmen: »Sollte ich mich dazu entschließen, das Medikament unter Umständen, in denen es angeraten schiene, nicht zu nehmen … könnte mein Vorgesetzter nach Rücksprache mit dem Flugmediziner darüber befinden, ob ich für fähig erklärt werden sollte, den Einsatz zu fliegen, oder nicht.« Dass Hirndoping-Substanzen tatsächlich bei Kampfeinsätzen eingenommen werden, zeigt eine Untersuchung von Kenagy und Kollegen vom Wilford Hall Medical Centre in Lackland, USA, aus dem Jahr 2004, in der die Einnahme von Amphetaminen bei 75 B-2-Bomber-Piloten der US-Luftwaffe untersucht worden ist. Bei den fast hundert erfassten Kampfeinsätzen gab es zwei Flugrouten, eine kürzere von 17 Stunden und eine längere von 35 Stunden. Bei den kürzeren Einsätzen nahmen 97 Prozent der Piloten D-Amphetamin, anstatt kurze Schlafpausen einzulegen. Bei den langen Einsätzen bevorzugten die meisten Piloten Ruhepausen und 58 Prozent griffen zu D-Amphetamin.

Ein weiteres Motiv für Hirndoping im Militär ist die Auslöschung von traumatischen Erinnerungen an Kampfsituationen, damit die Leistungsfähigkeit der Soldaten bei weiteren Einsätzen nicht verringert wird. Zu den Zukunfts-Szenarien gehören aber auch die Konstruktion von Implantaten, die Soldaten ins Gehirn eingebracht werden können, um ihre geistige Leistungsfähigkeit zu erhöhen, oder die lokale Gabe von Substanzen über Minipumpen im Gehirn, um Angstzentren auszuschalten. Auch die Entwicklung von genveränderten Nahrungsmitteln, um Müdigkeitserscheinungen aufzuheben und die Aufmerksamkeit zu steigern, oder die Verwendung genetischer Marker, um in einem Krieg Freunde von Feinden unterscheiden zu können, sind Beispiele dieser – noch nicht realisierten – Formen technologischer Leistungssteigerung.

Zu diesen sogenannten »Performance Enhancing Technologies«, in denen Fortschritte der Biotechnologie, Nanotechnologie, Pharmakologie und der Neurowissenschaften kombiniert werden, laufen in den USA und Australien große Forschungsprogramme. Ein Institut mit Schlüsselfunktion ist die »Defense Advanced Projects Research Agency« (DARPA) in den USA, die zum Beispiel Forschungsprogramme zu »Gehirn-Computer-Schnittstellen«, zum Gebrauch elektrischer Stimulationen zur geistigen Leistungssteigerung oder das »Preventing Sleep Deprivation Program« aufgelegt hat, um Substanzen gegen Müdigkeit und Erschöpfung zu entwickeln. Im vierten Kapitel werde ich bei der Darstellung der Wirksamkeit der einzelnen Substanzen einige Studien vorstellen, die im Rahmen dieser militärischen Forschungsprogramme durchgeführt wurden. Es wäre nicht das erste Mal, dass ursprünglich für das Militär entwickelte Technologien später auch breite Anwendung in der Gesellschaft finden.

3. *Wer betreibt Hirndoping?*

Am 13.02.2009 titelte die *Süddeutsche Zeitung:* »Viele Deutsche dopen sich am Arbeitsplatz. 800.000 Bundesbürger nehmen regelmäßig Medikamente zur Leistungssteigerung.« Und die Tageszeitung *Die Welt* schrieb am gleichen Tag: »Schon rund 2 Millionen Bundesbürger dopen sich am Arbeitsplatz mit vermeintlich leistungsfördernden Mitteln.« Grund der Pressemitteilungen war die Veröffentlichung des Gesundheitsreports 2009 der Deutschen Angestellten Krankenkasse (DAK), der am 12.02.2009 in Berlin vorgestellt worden war und den ich bereits erwähnt habe. Die unterschiedlichen Zahlenangaben zur Häufigkeit von Hirndoping in der *Süddeutschen Zeitung* und der Tageszeitung *Die Welt* werfen mehrere Fragen auf: Gibt es überhaupt zuverlässige Daten, wie häufig Hirndoping betrieben wird? Wie hoch ist die tatsächliche Bereitschaft, Medikamente zum Hirndoping einzusetzen? Gibt es Bevölkerungsgruppen, die dies bevorzugt tun? Woher werden die Substanzen bezogen? Ist der Missbrauch von Medikamenten tatsächlich so verbreitet? Bevor ich mich diesen Fragen zuwende, möchte ich klären, wie lange es Hirndoping schon gibt und welche aktuellen Trends sich förderlich auf den Einsatz von Hirndoping auswirken.

TRENDS, DIE DIE VERBREITUNG VON HIRNDOPING FÖRDERN

Der Beginn des Hirndopings fällt in die Zeit, in der man begann, Medikamente synthetisch herzustellen, die zur Therapie von Erkrankungen entwickelt wurden, die aber gleichzeitig auch bei Gesunden eine leistungssteigernde Wirkung entfalteten. Dies gelang erstmals mit der Herstellung der Amphetamine. Sie kamen bereits im Jahr 1932 als Benzedrin (D, L-Amphetamin) auf den Markt und wurden zunächst wegen ihrer gefäßverengenden Wirkung als Nasentropfen im sogenannten »Benzedrin®-Inhalator«, aber auch wegen ihrer Wirkung als Schlankmacher verschrieben. Schnell wurde die leistungssteigernde Wirkung dieser Substanzen erkannt, so dass Amphetamine ab den dreißiger Jahren des letzten Jahrhunderts zunehmend mit diesem Ziel missbraucht wurden. Wenn es das Phänomen Hirndoping aber schon seit fast achtzig Jahren gibt, warum ist es gerade jetzt von besonderer Bedeutung? Gibt es aktuelle Trends, die eine zunehmende Verbreitung von Hirndoping fördern?

Im zweiten Kapitel hatte ich schon einige dieser Trends beschrieben: zum einen die wachsenden Anforderungen in unserer Leistungsgesellschaft und der zunehmende Wunsch nach Selbstoptimierung, andererseits der medizinische Fortschritt. Durch die Errungenschaften der medizinischen Forschung steht uns heute eine Vielzahl von Medikamenten zur Verfügung, die von Gesunden zum Hirndoping missbraucht werden können. Während vor achtzig Jahren nur Amphetamine zur Steigerung der geistigen Leistungsfähigkeit verfügbar waren, sind es heute eine ganze Reihe von Substanzen: Methylphenidat, Modafinil, Antidementiva wie Donepezil, Rivastigmin, Galantamin und Memantine, Betablocker sowie Antidepressiva wie Fluoxetin, Paroxetin oder Citalopram. Darüber hinaus arbeitet die Forschung intensiv daran, für viele psychische Erkrankungen wie ADHS, Alzheimer-Demenz, Depressionen oder Angsterkrankungen neue Medikamente zu entwickeln, die dann potenziell zum Hirndoping eingesetzt werden könnten. Im sechsten Kapitel werde ich dieses Entwicklungspotenzial kritisch beleuchten.

Ein wichtiger Nebeneffekt des medizinischen Fortschritts ist, dass die Menschen immer älter werden und daher die Nachfrage nach leistungssteigernden Medikamenten für das Alter stetig zunimmt. Vor hundert Jahren starben die Menschen noch im Schnitt mit etwa 48 Jahren. Hirndoping spielte natürlich keine Rolle, da die meisten Menschen starben, bevor im Alter die geistige Leistungsfähigkeit nachließ. Heute sind Rentner geistig fit und leben nach Erreichen des Rentenalters noch durchschnittlich zehn bis fünfzehn Jahre. Die Nachfrage nach Medikamenten, die den Geist wach halten, steigt damit immer mehr an.

Förderlich für die Verbreitung von Hirndoping ist auch, dass die zur Behandlung von psychischen Erkrankungen eingesetzten Medikamente in ständig steigenden Zahlen verschrieben werden und so erst genügend Substanzen für den Missbrauch durch Gesunde auf dem Markt verfügbar sind. Nach Angaben des Arzneiverordnungsreports 2009 (vergleiche Schwabe u. Paffrath) sind die Verordnungszahlen von Antidepressiva, die die Serotonin-Wiederaufnahme hemmen, in den letzten zehn Jahren um das etwa Siebenfache angestiegen. Während in Deutschland im Jahr 1998 noch 59 Millionen Tagesdosen verschrieben wurden, waren es im Jahr 2008 bereits 426 Millionen Tagesdosen. Ähnlich sieht es bei der Verordnung von Methylphenidat zur Behandlung von ADHS bei Kindern und Jugendlichen aus. Hier stiegen die Verordnungszahlen im gleichen Zeitraum um das Zehnfache. Im Jahr 1998 wurden etwa fünf Millionen Tagesdosen verordnet, im Jahr 2008 bereits 53 Millionen. Genaue Daten, wie viele der verordneten Tagesdosen tatsächlich zum Hirndoping verwendet wurden, liegen allerdings nicht vor.

Eine Möglichkeit, sich Substanzen zum Hirndoping zu verschaffen, besteht darin, sie von Bekannten oder Freunden »abzuzweigen«, die die Medikamente eigentlich zu therapeutischen Zwecken verschrieben bekommen haben. Das ist zumindest in den USA offenbar eine gängige Praxis. Hier verkaufen Schulkinder ihre Medikamente an Mitschüler weiter, was Ritalin® den verharmlosenden Beinamen »Vitamin R«, »Intelligenzpillen« oder »R-Bällchen« eingebracht hat. Der Pharmakologe Leslie Iversen zitiert Schätzungen, nach denen in den USA ein Viertel bis ein Drittel aller Schulkinder bei mindestens einer Gelegenheit während ihrer Schullaufbahn illegal Ritalin® ausprobiert hat.

Ein weiterer Trend, der zur Ausbreitung des Phänomens Hirndoping beiträgt, ist die weitgehend unbegrenzte Möglichkeit, sich Medikamente, die eigentlich der Verschreibungspflicht unterliegen, über das Internet zu besorgen. Nach einer Studie der Organisation »European Alliance for Access to Safe Medicines« (EAASM) aus dem Jahr 2008 boten 102 von 116 Internetapotheken den Versand verschreibungspflichtiger Medikamente ohne Rezept an. Dies entspricht einem Anteil von nahezu 90 Prozent. Eine weitere Studie des US-amerikanischen National Center on Addiction and Substance Abuse (CASA) kam 2008 zu ähnlichen Ergebnissen. Hier wurden 85 Prozent von 1959 Internetanbietern ermittelt, die die Rezeptpflicht ignorierten, indem sie keine Einreichung oder Übersendung eines Rezeptes bei Medikamentenbestellung forderten. Bei dieser – trotz Stichprobenkontrollen – nahezu unbegrenzten Möglichkeit, sich Medikamente im Internet zu verschaffen, fällt ein wichtiges Regulativ weg, nämlich die gesellschaftliche Kontrolle. Es ist heute völlig anonym möglich, sich entsprechende Medikamente zum Hirndoping zu besorgen. Meiner Ansicht nach müssen hier Maßnahmen ergriffen werden, durch die der Zugang zu verschreibungspflichtigen Medikamenten im Internet unterbunden wird. Das ist – dessen muss man sich allerdings bewusst sein –

angesichts der Grenzenlosigkeit des WorldWideWeb und der damit verbundenen Schwierigkeiten der Strafverfolgung kein leichtes Unterfangen.

Ein Trend, der ebenfalls Einfluss auf die Verbreitung von Hirndoping hat, ist das Interesse der pharmazeutischen Industrie an der Vermarktung ihrer Produkte. Aktuell wird diskutiert, ob – wie in den USA und Neuseeland – auch in Europa die Direktwerbung für verschreibungspflichtige Medikamente durch pharmazeutische Unternehmen erlaubt werden soll. Die Adressaten einer solchen Werbung wären die Patienten direkt. Die meisten Länder der Europäischen Union lehnen diese Möglichkeit der Direktwerbung (DTCA, direct to consumer advertising) ab; nur frei verkäufliche Medikamente dürfen direkt beworben werden, Werbung für verschreibungspflichtige Medikamente darf sich nur an Ärzte richten. Die pharmazeutische Industrie argumentiert, dass es sinnvoll wäre, dass die Hersteller, die am besten über die Medikamente Bescheid wüssten, auch die Patienten direkt informieren.

Kritiker der Direktwerbung führen folgende Argumente an: Erstens sei Werbung immer ein Mittel, um den Umsatz für ein Produkt zu steigern. Daher werden eher die Vorzüge eines Medikamentes in den Vordergrund gestellt und die Nachteile werden möglichst nicht erwähnt. Es besteht dadurch die Gefahr, dass die Patienten nicht vollständig über Risiken und Nebenwirkungen der Medikamente aufgeklärt werden. Da sie nicht über das nötige Fachwissen verfügen, können sie diese Risiken nicht richtig einschätzen. Zweitens werden durch Werbung immer Bedürfnisse geweckt und Normen gesetzt. Eine solche Norm, die durch Werbung gefördert wird, ist beispielsweise die Forderung, dass 65-Jährige immer noch genauso geistig rege, schnell, gut aussehend und vital sein müssen wie 40-Jährige. Würde in diesem Kontext ein Medikament angeboten, das verspricht, das Nachlassen der geistigen Leistungsfähigkeit aufzuheben, würde zweifelsohne eine sehr große Nachfrage geweckt werden. Und diese wäre unabhängig von einer behandlungsbedürftigen Erkrankung als Ursache der nachlassenden Geistestätigkeit. Menschen könnten auf ihre Ärzte Druck ausüben, um diese Medikamente verschrieben zu bekommen, auch wenn sie gesund sind und sich das Nachlassen ihrer geistigen Leistungsfähigkeit im normalen Rahmen bewegt. Die Folge wäre, dass sich der Absatzmarkt für ein solches Medikament immer weiter in den Normalbereich hinein verschiebt. Wir haben das schon bei den Antidepressiva Prozac® und Paxil® in den USA erlebt. Diese Medikamente wurden intensiv in den allgemeinen Medien beworben, was der Anwendung dieser Substanzen auch bei Menschen, die nicht die strengen Diagnosekriterien einer Depression oder anderer psychischer Erkrankungen erfüllten, Vorschub leistete.

Ähnlich könnten durch die Direktwerbung für Modafinil bei Gesunden Bedürfnisse geweckt werden. Wenn die Werbung suggerieren würde, dass Modafinil, das eigentlich nur bei krankhafter Müdigkeit verschrieben werden darf, »müde Männer munter macht«, könnten doch zum Beispiel Manager großes Interesse daran finden, mit Modafinil ihre Müdigkeitsphasen oder ein Jetlag zu überwinden. Gesunde Menschen würden durch die Werbung erst von Medikamenten erfahren, von denen sie sonst nichts wüssten. Medikamente, die eigentlich zur Behandlung von Erkrankungen entwickelt wurden, würden von Gesunden zweckentfremdet werden. Für den Umsatz der Pharma-Industrie könnte das gut sein, verantwortungsvolles Handeln wäre es nicht.

Es lohnt sich, in diesem Zusammenhang auch einen Blick auf die sich wandelnde Rolle der Ärzte in unserem Gesundheitssystem zu werfen. Davinia Talbot führt in ihrem lesenswerten Artikel »Ist Neuroenhancement keine ärztliche Angelegenheit?« zu Recht aus, dass sich Ärzte nicht auf den Standpunkt zurückziehen könnten, dass Hirndoping sie nichts angehe, weil sie ja für die Therapie Kranker zuständig seien und nicht für die Optimierung Gesunder. Leistet aber das gegenwärtige Selbstverständnis der Ärzte Hirndoping-Tendenzen Vorschub? Natürlich geht es bei ärztlichen Leistungen in erster Linie um die Verhinderung von Krankheiten sowie deren Diagnostik und Therapie. Ärzte sind aber zunehmend auch als Anbieter von »Gesundheitsleistungen« tätig. Beispiele sind die kosmetische Chirurgie, Wellness-Angebote in Praxen oder die sogenannten »individuellen Gesundheitsleistungen« (IGeL-Leistungen), die Praxisbesuchern auf eigene Kosten angeboten werden. Anjan Chatterjee von der University of Pennsylvania in den USA beschreibt diese Entwicklung in seinem Artikel »Cosmetic Neurology« aus dem Jahr 2004 pointiert: »Ärzte erfüllen nicht mehr nur den Auftrag, Krankheiten zu heilen, sondern werden auch Erfüller von Konsuminteressen von Personen, die Hirndoping zum Zwecke der eigenen Lebenserfüllung, zum eigenen Glück betreiben wollen.« Wenn Hirndoping der Erfüllung von Lebensträumen dienen oder zum Glück verhelfen kann oder soll, könnten Ärzte als diejenigen, die solche Medikamente verordnen, eine entscheidende fördernde Rolle spielen.

Nicht nur in ihrer Rolle als Therapeut, sondern auch in der als Diagnostiker und Berater könnten Ärzte Hirndoping fördern. Der Arzt stellt die Diagnosen und verordnet die Medikamente. Er klärt über Nebenwirkungen und Risiken der Substanzen auf und empfiehlt Alternativen. Insofern spielt der Arzt eine zentrale Rolle bei der Festlegung der Grenze zwischen gesund und krank und damit bei der Ausdehnung des bereits beschriebenen Graubereichs. Der Arzt ist es, der die vorgebrachten Symptome der Patienten einordnet und wertet. Seine Einstellung wird entscheidend dafür sein, ob er Symptome als Varianten des Normbereichs interpretiert oder als Zeichen einer Erkrankung, die mit Medikamenten behandelt wird. So kann er unter Umständen Hirndoping-Tendenzen fördern.

STUDIEN, DIE DIE HÄUFIGKEIT VON HIRNDOPING UND EINSTELLUNGEN DAZU ERFASSEN

In aktuellen Pressemitteilungen und Interviews, zum Beispiel mit dem Zukunftsforscher Sven Gábor Jánszky vom Juli 2008, wird Hirndoping als Zukunftstrend beschworen. An Unis und im Büro hätten sich Lernpillen längst etabliert, und bis zu 25 Prozent aller Studierenden in den USA würden vor den Prüfungen »Neuropusher« einnehmen. Was aber sind die Fakten? Was sagen epidemiologische Studien zur Häufigkeit von Hirndoping?

Insgesamt liegen vier größere Studien vor, in denen untersucht wurde, wie häufig Hirndoping in verschiedenen Bevölkerungsgruppen betrieben wird und welche Einstellungen zum Hirndoping vorherrschen. Es sind dies die bereits erwähnte Studie der Deutschen Angestellten-Krankenkasse zum »Doping am Arbeitsplatz« aus dem Jahr 2009, eine internationale Umfrage mit Lesern der Wissenschaftszeitung *Nature* zum Hirndoping bei Akademikern aus dem Jahr 2008, eine US-amerikanische Studie zum Hirndoping bei amerikanischen Studierenden aus dem Jahr 2006 und eine noch nicht abgeschlossene Studie an der Universität Mainz zur Häufigkeit von Hirndoping unter Schülern und Studierenden. Lassen Sie mich kurz die Studien genauer beschreiben und die Vor- und Nachteile der Erhebungsmethoden erläutern.

Dies ist wichtig, damit Sie die daraus abgeleiteten Schlussfolgerungen richtig beurteilen können.

Wie jedes Jahr widmet sich die Deutsche Angestellten Krankenkasse (DAK) in ihrem Gesundheitsreport neben der Darstellung der Krankenentwicklungen im vergangenen Jahr einem besonderen Thema. Im Jahr 2009 war dies das Schwerpunktthema »Doping am Arbeitsplatz – Leistungssteigerung durch Psycho- und Neuropharmaka«, zusammengefasst im DAK-Gesundheitsreport 2009. Basis der Erhebung war eine E-Mail-Befragung von 20.000 Berufstätigen im Alter zwischen zwanzig und fünfzig Jahren. Dreitausend Fragebögen wurden beantwortet zurückgesandt. Ich werde diese Studie im Folgenden als »DAK-Report« bezeichnen. Eine weitere Untersuchung ist die Umfrage der Wissenschaftszeitung *Nature*. Im Dezember 2007 hatten Barbara Sahakian und Sharon Morein-Zamir von der Universität Cambridge in Großbritannien in *Nature* einen Artikel mit dem Titel »Professor's little helper« publiziert. Darin informierten sie über den zunehmenden Gebrauch von Medikamenten zur geistigen Leistungssteigerung bei kranken und gesunden Menschen und formulierten ethische Fragen, die sich aus diesem zunehmenden Gebrauch ergeben. Die Autoren eröffneten anschließend ein Internetforum, in dem sie den Lesern Fragen zum Gebrauch, zum Bezug und zur Einschätzung der Wirksamkeit verschiedener Substanzen stellten. Aufgrund der sehr vielen Antworten, die in diesem Internetforum abgegeben wurden, startete *Nature* selbst eine Umfrage über den Gebrauch von Substanzen zur geistigen Leistungssteigerung unter Lesern der Zeitschrift. Brendan Maher hat die Ergebnisse dieser Umfrage im April 2008 in einem Artikel mit der Überschrift »Poll results: Look who's doping« zusammengefasst. Insgesamt antworteten 1.400 Menschen aus sechzig Ländern. Sie wurden zum Gebrauch von drei Medikamenten befragt: Methylphenidat, Modafinil und Betablocker. Ich werde diese Studie im Folgenden als »Nature-Umfrage« bezeichnen.

Das Hauptproblem dieser beiden Studien besteht darin, dass sie nicht repräsentativ für die untersuchten Bevölkerungsgruppen sind. Repräsentativität ist aber ein sehr wichtiges Gütekriterium für wissenschaftliche Untersuchungen, bei denen die Häufigkeit eines bestimmten Phänomens in der Bevölkerung bestimmt werden soll. Wenn Sie zum Beispiel wissen wollen, wie häufig Berufstätige Hirndoping betreiben, müssen Sie zum einen sicherstellen, dass alle Gruppen von Berufstätigen gleichmäßig erfasst werden. Wenn Sie nur Bauarbeiter befragen würden, nicht aber Büroangestellte oder Manager, könnten Sie keine repräsentativen Ergebnisse für die Gesamtgruppe der Berufstätigen erwarten. Im DAK-Report fehlen leider Angaben über die befragten Berufsgruppen, auch wenn es naheliegt, dass es Angestellte und im Büro Arbeitende waren. Darüber hinaus ist die Repräsentativität im DAK-Report dadurch eingeschränkt, dass von den 20.000 befragten Personen nur etwas mehr als dreitausend oder circa 15 Prozent einen ausgefüllten Fragebogen zurücksandten. Dadurch ist nicht auszuschließen, dass es zu einer Verzerrung der Ergebnisse kam, weil vielleicht nur diejenigen Personen antworteten, die sich mit dem Thema schon intensiv auseinandergesetzt hatten und die entweder besonders kritisch eingestellt oder gerade besonders aufgeschlossen waren.

Ähnliche Probleme sind mit der Nature-Umfrage verbunden: In dieser Studie bleibt völlig unklar, ob diejenigen, die geantwortet haben, auch wirklich alle Leser der Zeitschrift *Nature* und damit Wissenschaftler waren oder ob die Umfrage per Mundpropaganda auch andere Menschen erreicht hat. Da es sich darüber hinaus um eine Umfrage handelte, bei der sich jeder, der wollte, aktiv beteiligen konnte, ist auch nicht klar, ob Befürworter oder Gegner von Hirndoping über- oder unterrepräsentiert waren. Damit ist anzuzweifeln, ob die Umfrageergebnisse wirklich repräsentativ für die Einstellungen von Akademikern sind.

Ein weiteres Problem, das den DAK-Report, nicht aber die Nature-Umfrage betrifft, ist die Tatsache, dass die Ergebnisse nicht nach Medikamenten getrennt dargestellt wurden. So wurde zum Beispiel Piracetam (beispielsweise unter dem Namen Nootrop® auf dem Markt) als Hirndoping-Substanz einbezogen. Es ist zwar verschreibungspflichtig, kann aber bezüglich Wirkungen und Nebenwirkungen nicht mit Amphetaminen, Methylphenidat oder Modafinil verglichen werden. Der DAK-Report lässt also offen, wie häufig welche Medikamente eingesetzt wurden.

Methodisch besser konzipiert ist eine US-amerikanische Studie aus dem Jahr 2006, die von Christian Teter und Sean Esteban McCabe aus der Arbeitsgruppe von Carol Boyd von der Universität in Michigan, Ann Arbor, durchgeführt worden war und die ich im Folgenden als »Amerikanische College-Studie« bezeichnen werde.

Die Studie basierte auf der Beobachtung, dass Studierende zunehmend Stimulanzien wie Methylphenidat missbrauchten, um sich besser konzentrieren zu können. In den Jahren zuvor hatten sie eher Kaffee konsumiert. Mit der Studie sollte wissenschaftlich geklärt werden, wie häufig Amphetamine und Methylphenidat von Studierenden zum Hirndoping eingesetzt werden. Zu diesem Zweck führten die Autoren im Jahre 2003 an ihrer Universität eine Befragung mit 19.278 Studierenden in den ersten Studiensemestern durch. Die Befragung erfolgte per E-Mail; 47 Prozent der Studierenden antworteten. Die Forscher hatten sichergestellt, dass die Studienteilnehmer sich bezüglich Geschlechtsverteilung, ethnischer Zugehörigkeit und Zahl der absolvierten Studienjahre nicht von der Gruppe der Nicht-Antwortenden unterschieden. Daher sind die erhobenen Daten für die Gesamtzahl der Studierenden weitgehend repräsentativ. Insgesamt lagen Antworten von 9.161 Studenten vor.

In der von Andreas G. Franke und mir durchgeführten Studie der Universität Mainz werden aktuell tausend Schüler der gymnasialen Oberstufe beziehungsweise von Berufsschulen sowie fünfhundert Studierende in höheren Semestern der Fächer Medizin, Pharmazie und Betriebswirtschaft aus Mainz und Frankfurt mittels Fragebögen zur Häufigkeit von Hirndoping und ihren Einstellungen dazu befragt. Die Studie ist insofern repräsentativ, als alle Schüler einer Jahrgangsstufe oder alle Studierenden eines Semesters befragt werden. Damit wird ein sehr hoher Rücklauf der ausgeteilten Fragebögen von über 95 Prozent sichergestellt. So ist garantiert, dass nicht nur diejenigen antworten, die Hirndoping schon betrieben haben oder ganz und gar negativ dazu eingestellt sind. Diese Studie werde ich im Folgenden als »Mainzer Studie« bezeichnen.

HÄUFIGKEIT VON HIRNDOPING

Wie viele Menschen betreiben Hirndoping? Was schätzen Sie? Die höchste Zahl von Hirndopern fand sich in der Nature-Umfrage, in der von insgesamt 1.400 Antwortenden 20 Prozent, also circa 280 Personen, angegeben hatten, bereits eines oder mehrere Medikamente zur Verbesserung von Konzentration, Gedächtnis oder Aufmerksamkeit eingenommen zu haben, ohne dass eine medizinische Notwendigkeit vorlag. 62 Prozent der 280 Personen hatten

Methylphenidat eingenommen (entspricht etwa 12 Prozent aller Befragten), 44 Prozent Modafinil (entspricht etwa 9 Prozent aller Befragten) und 15 Prozent Betablocker (entspricht etwa 3 Prozent aller Befragten). Achtzig Personen gaben auch andere Substanzen wie die Amphetaminderivate Adderall® und Dexedrin®, die in den USA zur Therapie von ADHS eingesetzt werden, an. Die zweitgrößte Häufigkeit von Hirndoping fand sich in der Gruppe der amerikanischen Studierenden. So zeigte die amerikanische College-Studie, dass 8,1 Prozent der befragten Studierenden irgendwann einmal während ihres Lebens und 5,4 Prozent im letzten Jahr verschreibungspflichtige Stimulanzien wie Amphetamine oder Modafinil zum Hirndoping verwendet hatten.

Im Gegensatz dazu zeigen die Ergebnisse der deutschen Befragungen in der Mainzer Studie und im DAK-Report eine deutlich niedrigere Zahl von Hirndoping-Anwendungen. Vorläufige Ergebnisse zur Befragung von sechshundert Schülern aus der Mainzer Studie zeigen, dass circa 1 bis 2 Prozent der 18 bis 21 Jahre alten Schüler zumindest einmal in ihrem Leben Hirndoping mit Stimulanzien wie Amphetaminen, Methylphenidat oder Modafinil betrieben haben, bei den Studierenden sind die Prozentzahlen in etwa vergleichbar. Im DAK-Report, in dem Berufstätige befragt wurden, hatten 5 Prozent oder 143 von 3017 befragten Personen angegeben, bereits Medikamente zum Hirndoping eingenommen zu haben. Leider liegen uns, wie bereits erwähnt, keine Daten zur Häufigkeit der Verwendung einzelner Substanzen vor. Da das Motiv der Einnahme aber in 50 Prozent der Fälle eine Verbesserung der Stimmung und in 43 Prozent eine Bekämpfung von Angstsymptomen war, dürfte die Häufigkeit von Hirndoping mit Stimulanzien, die ja der Verbesserung von Aufmerksamkeit und der Steigerung der Konzentration dienen, sehr viel niedriger liegen. Von den 5 Prozent der Befragten im DAK-Report, die bereits Hirndoping betrieben hatten, nahm etwa die Hälfte häufig bis regelmäßig entsprechende Medikamente ein. Laut DAK-Gesundheitsreport sind es also circa 2 Prozent der Erwerbstätigen zwischen 29 und 50 Jahren, die regelmäßig bis häufig »dopen«. Berücksichtigt man noch, dass cirka die Hälfte der Nutzer die Medikamente ohne Rezept bezieht, kommt der Report zu einer Häufigkeit von Hirndoping unter Arbeitnehmern von 1 bis maximal 2 Prozent. Diese Angaben führten dazu, dass in der Presse eine Zahl von 800.000 bis zwei Millionen deutschen »Dopern« genannt wurde.

Untersucht man, wie regelmäßig die Substanzen zum Hirndoping eingenommen werden, zeigt die Nature-Umfrage, dass etwa gleich viele der Konsumenten die Substanzen täglich, wöchentlich, monatlich oder nicht häufiger als einmal im Jahr eingesetzt hatten. In der amerikanischen College-Studie ist es ähnlich. Die Regel ist also nicht die ständige Einnahme. Vielmehr nahmen die Studierenden die Substanzen nur relativ selten ein. Ein Drittel der Studierenden in der College-Studie betrieb Hirndoping im vergangenen Jahr nur ein bis zwei Mal, weniger als 10 Prozent konsumierten die Substanzen jede Woche. Im DAK-Report wurde berichtet, dass diejenigen Personen, die Hirndoping betreiben, in der Hälfte der Fälle regelmäßig zu entsprechenden Medikamenten greifen.

Diese Ergebnisse passen gut zu der Vermutung, dass diejenigen, die am stärksten geistig beansprucht sind und am besten über Methoden der Leistungssteigerung informiert sind, auch am häufigsten ihr Gehirn dopen. Dies sind an erster Stelle Wissenschaftler, gefolgt von Studierenden. Darüber hinaus wird Hirndoping in den USA viel häufiger betrieben als in Deutschland. Auch das entspricht der oft gemachten Beobachtung, dass Trends, die sich in den USA entwickeln, erst langsam auf Europa übergreifen.

Ein wichtiges Ergebnis der Untersuchungen ist auch, dass Hirndoping meist nicht regelmäßig betrieben wird, sondern dass die Substanzen bei Bedarf eingenommen werden. Dies spricht zunächst einmal gegen die Annahme, dass sich beim Hirndoping häufig oder gar regelmäßig Abhängigkeiten von den Medikamenten entwickeln. Dazu aber später mehr.

BEZUGSQUELLE FÜR MEDIKAMENTE ZUM HIRNDOPING

Woher werden die Medikamente zum Hirndoping bezogen? Auch dazu geben die genannten Studien Antworten. Die Angaben zu den Bezugsquellen im DAK-Report sind allerdings schwer zu interpretieren, da auch nicht-verschreibungspflichtige Medikamente zu den Hirndoping-Substanzen gezählt wurden, was nicht meiner Definition entspricht. Ich konzentriere mich daher im Folgenden auf die anderen genannten Studien. Von den Teilnehmern der Nature-Umfrage, die Hirndoping betreiben oder betrieben haben, hatten 34 Prozent die Medikamente über das Internet, 14 Prozent über Apotheken und 52 Prozent vom Arzt bezogen. Besonders der Bezug über Apotheken und Ärzte ist bemerkenswert und bedarf einer gesonderten Interpretation. Grundsätzlich ist es nicht möglich, in einer Apotheke ohne Rezept verschreibungspflichtige Medikamente zu erhalten. Wie haben 14 Prozent der Teilnehmer an der Nature-Umfrage dann die verschreibungspflichtigen Medikamente Methylphenidat, Modafinil oder Betablocker bezogen? Denkbar ist Folgendes: Es könnte sich um Ärzte handeln, die mittels ihres Arztausweises alle Medikamente in einer Apotheke kaufen können. Es wäre möglich, dass Ärzte Privatrezepte ausgestellt haben, mit denen ohne Kontrolle Medikamente jeder Art in einer Apotheke bezogen werden können. Nicht ausgeschlossen ist aber auch, dass Apotheker Medikamente ohne Rezept abgegeben haben.

Wie lässt sich aber erklären, dass 52 Prozent der Personen, die Hirndoping betrieben haben, ihre Medikamente von Ärzten erhielten? Zum einen könnte es sein, dass Ärzte die Medikamente tatsächlich verschrieben hatten, obwohl keine medizinische Indikation für eine Verordnung vorlag. Dies kommt durchaus vor: Ärzte stellen, auch an gesetzlich Versicherte, Privatrezepte aus, mit denen die Empfänger in die Apotheke gehen und sich auf eigene Kosten die Medikamente besorgen können. Eine Kontrolle durch die Krankenkasse fällt weg, da die Rezepte nicht bei den Kassen eingereicht werden. Zum anderen ist denkbar, dass die Konsumenten tatsächlich wegen einer Erkrankung hirndoping-taugliche Medikamente verschrieben bekommen hatten, diese aber anschließend zum alleinigen Zweck der geistigen Leistungssteigerung einnahmen. Ein ähnlicher Fall liegt vor, wenn jemand zum Beispiel 60 mg Methylphenidat zur wirkungsvollen Behandlung von ADHS benötigt und er weitere 30 mg zum Hirndoping konsumiert. Auch in der amerikanischen College-Studie hatten 14 Prozent der Hirndoping-Konsumenten die missbrauchten Substanzen schon einmal verschrieben bekommen.

Dass 34 Prozent der Wissenschaftler in der Nature-Umfrage die Medikamente über das Internet bestellt hatten, zeigt, wie verbreitet diese Form der Medikamentenbestellung in den USA bereits ist. Im DAK-Report waren es 12 Prozent der Hirndoping-Konsumenten, die Medikamente ohne Rezept aus der Internetapotheke bezogen hatten. Ich befürchte, dass der Anteil der schwer kontrollierbaren Internet-Bestellungen noch weiter zunehmen wird. Hier sollte dringend ein Riegel vorgeschoben werden.

Welche grundsätzlichen Einstellungen zum Thema Hirndoping herrschen in der Bevölkerung vor? Gibt es mehr Befürworter oder mehr Kritiker? Welche Argumente werden für oder gegen Hirndoping vorgebracht?

Eines der wichtigsten Ergebnisse des DAK-Reports und der Mainzer Studie ist, dass es in der deutschen Bevölkerung eine relativ hohe Bereitschaft gibt, Substanzen zum Hirndoping einzunehmen. So halten es zum Beispiel 25 Prozent der Befragten im DAK-Report für einen vertretbaren Grund für Hirndoping, Gedächtnis und Konzentration im Beruf zu steigern. In der Mainzer Studie äußerten nur 10 Prozent der etwa sechshundert befragten Schüler im Alter zwischen 18 und 21 Jahren, sie würden unter keinen Umständen Hirndoping betreiben. Circa 80 Prozent der Befragten sahen allerdings als Grundvoraussetzung für Hirndoping an, dass die eingenommenen Medikamente keine Nebenwirkungen haben, keine Langzeitschäden verursachen und nicht zu Abhängigkeit führen. In einer Onlineumfrage der Zeitschrift *Gehirn & Geist*, in der 170 Personen befragt wurden, gaben 60 Prozent eine positive Einstellung zum Hirndoping an. Die höchste Zahl von Hirndoping-Befürwortern fand sich bei den Teilnehmern an der Nature-Umfrage: Hier waren mehr als 80 Prozent der Antwortenden der Meinung, dass es gesunden Erwachsenen erlaubt sein solle, Substanzen zum Hirndoping einzunehmen. Bitte betrachten Sie diese Zahlen mit Vorsicht; auf die mangelnde Repräsentativität der Umfragen hatte ich bereits hingewiesen. Dennoch bleibt es dabei: Die Bereitschaft zum Hirndoping ist hoch.

Vorbehalte gegenüber Hirndoping erwachsen hauptsächlich aus der unklaren Sicherheit der Medikamente. So befürchteten 50 Prozent der Befragten im DAK-Report, dass es bei der Einnahme Risiken gebe, die den Nutzen überwiegen würden. 20 Prozent hingegen schätzten die Risiken im Vergleich zu den positiven Wirkungen geringer ein und nur 3,5 Prozent sahen kein oder nur ein sehr geringes Risiko bei der Einnahme von Hirndoping-Substanzen. Auch in der Nature-Umfrage gab es die meisten Bedenken zum Thema Sicherheit. So traten Nebenwirkungen wie Kopfschmerzen, Nervosität, Ängstlichkeit und Schlafstörungen bei circa 50 Prozent der Nutzer auf. Dies führte in einigen Fällen auch zum Verzicht auf Hirndoping. Interessanterweise hing das Auftreten von Nebenwirkungen aber nicht mit der Häufigkeit des Gebrauchs zusammen. Dies ist ein Hinweis darauf, dass Konsumenten dieser Substanzen bereit sind, Nebenwirkungen bis zu einem gewissen Grad in Kauf zu nehmen, wenn der erwartete Nutzen nur groß genug ist.

Und wer ist grundsätzlich gegen Hirndoping eingestellt? Dazu sagt der DAK-Report, dass für circa 60 Prozent der Befragten eine Einnahme von Medikamenten zur Steigerung der geistigen Leistungsfähigkeit grundsätzlich nicht in Frage kommt. Es werden folgende Gründe genannt: 67 Prozent nehmen Medikamente nur bei medizinischer Notwendigkeit ein, 34 Prozent sahen keinen Nutzen für ihre berufliche Tätigkeit und 35 Prozent lehnten Medikamente grundsätzlich ab. Interessanterweise sahen es nur 3 Prozent der Befragten als problematisch an, dass ihnen durch die Einnahme ein unverdienter Vorteil erwachsen könnte. In der Mainzer Studie zeigte sich, dass von den bisher etwa sechshundert befragten Schülern zwischen 18 und 21 Jahren nur 10 Prozent die Einnahme von Medikamenten zur Leistungssteigerung grundsätzlich ablehnen. Dies zeigt deutlich das hohe Interesse der jungen Bevölkerung an Hirndoping.

Zusammengefasst gibt es zuverlässige Daten über die Häufigkeit von Hirndoping nur für Studierende in den USA, während für Deutschland nur vorläufige Aussagen getroffen werden können. Das Thema ist zwar für Deutschland hochaktuell, hat jedoch noch nicht die Relevanz wie in den USA erreicht; wobei allerdings die unter Schülern grundsätzlich hohe Bereitschaft zur Einnahme von Hirndoping-Substanzen Anlass zur Sorge gibt. Sicher ist auch, dass Studierende und Wissenschaftler, also Personengruppen, die einem hohen geistigen Leistungsdruck ausgesetzt sind und relativ leichten Zugang zu den Substanzen haben, eine besondere »Risiko«-Population für Hirndoping darstellen. So haben immerhin 8,1 Prozent der Studierenden in den USA schon einmal Stimulanzien zum Hirndoping verwendet, bei den Akademikern sind es möglicherweise bis zu 20 Prozent. Alle Studien zeigen einhellig, dass in der Bevölkerung eine hohe Bereitschaft besteht, Substanzen zum Hirndoping einzunehmen, wenn sie wirksam, sicher und frei erhältlich sind.

4. *Wie wirksam sind Medikamente zum Hirndoping wirklich?*

Wie wirksam sind die bereits in den vorangegangenen Kapiteln beschriebenen Substanzen? Was sind die Unterschiede zwischen den Medikamenten? Bevor ich mich im Detail mit der Wirkung einzelner zum Hirndoping eingesetzter Substanzen befasse, möchte ich zunächst erläutern, wie die Wirksamkeit von Medikamenten überhaupt ermittelt wird. Dies ist wichtig, damit Sie die späteren Ausführungen besser verstehen und die Wirksamkeit der Medikamente besser beurteilen können.

WIE DIE WIRKSAMKEIT EINES MEDIKAMENTS ERMITTELT WIRD

Die Entwicklung von Medikamenten unterliegt weltweit sehr strengen Regeln. Bevor ein potenzielles Medikament überhaupt beim Menschen eingesetzt werden darf, muss es zunächst im Tierversuch getestet werden. Den Tierversuchen gehen in der Regel Laboruntersuchungen voraus, bei denen man untersucht, wie die Medikamente biologisch wirken. Die biologische Wirkung von Antidepressiva wird zum Beispiel geprüft, indem man herausfindet, welche Schlüsselstellen (Rezeptoren oder Transporter) die Medikamente besetzen und wie sie dadurch die Funktion von Nervenzellen verändern. Ein Beispiel ist die Bindung eines Antidepressivums an den Serotonin-Transporter, wodurch weniger Serotonin aus dem Nervenzellzwischenraum in die Zelle zurücktransportiert wird und so mehr Serotonin zur Zell-Zell-Kommunikation zur Verfügung steht. Wenn man nun Hinweise für eine bestimmte Rezeptor- oder Transporterbesetzung gefunden hat, kann man in Tierversuchen die Wirkung weiter studieren. Tierversuche sind sehr wichtig für die Entwicklung neuer Medikamente, um herauszufinden, welche potenziellen Wirkungen eine Substanz hat, und noch wichtiger zur Beantwortung der Frage, welche Nebenwirkungen zu erwarten sind und ob die Substanz möglicherweise giftig ist. Ohne Tierversuche gäbe es heute keine wirkungsvollen Medikamente, denn zu Recht würde man es niemandem erlauben, Medikamente mit völlig unklarer Wirkweise unmittelbar beim Menschen einzusetzen. Dennoch muss man Menschen, die Tierversuchen ablehnend gegenüberstehen, häufig auch Recht geben, denn nicht alle Tierversuche sind sinnvoll – vor allem wenn sie für die Entwicklung von Medikamenten durchgeführt werden, die keinen Vorteil gegenüber schon existierenden Medikamenten erwarten lassen. Auch in der Kosmetik-Industrie sind Tierversuche nicht immer nötig. Es kommt auf den einzelnen Fall an. Pauschalverurteilungen sind wenig hilfreich.

Für die Neurowissenschaften stellt es eine besondere Herausforderung dar, Tierversuche zu entwickeln, mit denen man die erwünschten Medikamenteneffekte beim Menschen gut nachbilden und voraussagen kann. Je besser dies gelingt, umso eher kann man sich aufwendige, möglicherweise gefährliche und unnütze Untersuchungen beim Menschen sparen. Natürlich kann man Tiere nicht fragen, wie ein Medikament wirkt, deshalb werden Tests entwickelt, die mit möglichst großer Genauigkeit Fähigkeiten wie Konzentration, Gedächtnis, Aufmerksamkeit oder Lernvermögen der Tiere messen können. Ich möchte dieses Prinzip nun an einem Test erörtern, der sehr häufig zur Messung von Gedächtnisleistungen bei Tieren eingesetzt wird.

Im Jahr 1984 entwickelte der Neurowissenschaftler Richard G. Morris einen Lern- und Gedächtnistest, der heute als »Morris-Water-Maze« bekannt ist. Bei diesem Test müssen Ratten oder Mäuse in einem Wasserbecken schwimmen und lernen, eine Plattform zu finden, die unterhalb der Wasseroberfläche versteckt ist und auf der sie vor dem Wasser weitgehend geschützt sind. Die Tiere, die grundsätzlich möglichst schnell auf die Plattform gelangen wollen, um dem Wasser zu entkommen, nutzen dazu eine Vielzahl von Strategien und Hinweisen. Die Tiere werden in der Regel mehrere Tage trainiert, und es wird die jeweilige Zeit gemessen, die sie untrainiert und trainiert benötigen, bis sie die Plattform finden. Dies ist ein gutes Maß für die Lernfähigkeit der Tiere. Ein relativ gutes Maß für das Gedächtnis der Tiere ist die Zeitdauer, die sie mit dem Suchen der Plattform verbringen, wenn sie nach einer bestimmten Zeitperiode wieder in das Becken mit der Plattform gesetzt werden. Um Medikamente zu testen, von denen man zum Beispiel einen gedächtnisfördernden Effekt erwartet, wird eine Gruppe von Tieren vor dem Training mit der Substanz behandelt, während eine andere Gruppe ein Scheinmedikament (Placebo) verabreicht bekommt. Anschließend werden beide Gruppen trainiert. Finden nun die mit der Substanz behandelten Tiere die Plattform nach Abschluss des Trainings schneller als ihre mit dem Placebo behandelten Artgenossen, ist dies ein Hinweis darauf, dass das Medikament Lernprozesse gefördert hat. Bestätigen sich die Ergebnisse auch in wiederholten Versuchen und in anderen Tests, kann nach Sicherstellung der guten Verträglichkeit bei Tieren die Substanz auch versuchsweise beim Menschen angewendet werden.

Es liegt auf der Hand, dass ein solcher Test kaum menschliches Verhalten abbilden kann. Wann haben Sie zum letzten Mal in einem Wasserbecken eine versteckte Plattform gesucht? Beim Menschen geht es um viel komplexere räumliche Lernaufgaben, wie einen verlegten Schlüssel wiederzufinden oder mit dem Auto in einer Stadt ein bestimmtes Ziel zu erreichen. Die Ergebnisse von Tiermodellen sind daher nicht einfach auf den Menschen übertragbar. So sind viele Medikamente, die im Tierversuch vielversprechende Ergebnisse zeigen, beim Menschen völlig wirkungslos. Dennoch sind Tiermodelle die einzige Möglichkeit, Medikamente auf ihre potenzielle Wirksamkeit zu testen, bevor sie mit großem Risiko am Menschen ausprobiert werden.

Dafür muss in mehreren Phasen der Medikamentenentwicklung die Wirksamkeit beim Menschen weiter beurteilt werden: In Phase I werden die Medikamente zunächst bei jungen, gesunden Versuchspersonen bezüglich ihrer Verteilung im Körper (Pharmakokinetik) und ihrer Nebenwirkungen und Sicherheit geprüft. In dieser Phase werden auch erste Hinweise für eine Wirksamkeit ermittelt. Wenn Phase I erfolgreich war, das Medikament also eine günstige Verteilung im Körper aufwies, nicht schädlich war und vielversprechende Ergebnisse zeigte, folgt Phase II der Medikamentenentwicklung. In dieser Phase wird die Wirksamkeit der Substanz mit einem Scheinmedikament (Placebo) verglichen. Dazu werden beide Substanzen einer relativ kleinen Gruppe von Patienten, für die dieses Medikament vorgesehen ist, verabreicht. Die entscheidenden Prinzipien dieser Untersuchungen sind die Randomisierung, die Placebo-Kontrolle und die doppelblinde Versuchsanordnung. Mit Randomisierung meint man, dass die untersuchten Patienten zufällig, also randomisiert, entweder das Medikament oder das Scheinmedikament erhalten. Damit will man verhindern, dass der Untersuchungsleiter bewusst oder unbewusst solchen Patienten das Medikament gibt, die vielleicht besser darauf ansprechen, was zu einer Überschätzung der Wirksamkeit des Medikamentes führen würde. Das zweite entscheidende Prinzip ist die Placebo-Kontrolle, das heißt der Vergleich der Wirksamkeit des Medikaments mit einem Scheinmedikament, das äußerlich exakt gleich aussieht, aber nur Zucker oder die Trägersubstanz des Medikaments enthält. Das dritte Prinzip ist der Doppelblind-Charakter der Untersuchung. Dies bedeutet, dass sowohl der Arzt als auch der Patient nicht wissen, ob der Patient das Medikament oder das Scheinmedikament erhält. Erst nach der kompletten Durchführung des Experiments (oder im Notfall auch sofort) wird der Code gelüftet und es wird ausgewertet, welche Effekte durch das Medikament und welche durch das Placebo erzielt wurden. Erst wenn das Medikament eine Überlegenheit gegenüber dem Placebo-Präparat zeigt, ist der entscheidende Nachweis der Wirksamkeit gelungen. Dann geht die Entwicklung in Phase III weiter. Denn für die Zulassung eines Medikamentes werden von den Zulassungsbehörden mehrere große Therapiestudien gefordert, die die Überlegenheit des Medikamentes gegenüber einer Placebobehandlung beweisen und die Sicherheit der Substanz belegen. In der Regel werden mehrere hundert Patienten mit dem neuen Medikament behandelt, bevor es auf den Markt kommt. Eine solche Medikamentenentwicklung zieht sich über Jahre hin und ist mit hohen Kosten verbunden.

Bei der Entwicklung von Medikamenten zur Behandlung von psychischen Erkrankungen gibt es zwei besondere Probleme, die ich noch ansprechen möchte. Gerade bei psychischen Erkrankungen sind die Effekte, die durch eine Placebogabe erreicht werden, sehr hoch. So wissen wir heute, dass depressive Patieten bei einer randomisierten, placebokontrollierten Antidepressiva-Studie zu circa 40 bis 60 Prozent auf die Behandlung mit einem Placebo ansprechen. Die Effekte der Antidepressiva sind häufig nicht sehr viel stärker ausgeprägt, was immer wieder die Diskussion anheizt, ob Antidepressiva überhaupt besser sind als Zuckerpillen. Doch ihre Wirkung ist belegt, zumindest bei der Behandlung mittelschwerer und vor allem schwerer und schwerster Depressionen.

Auch bei den zum Hirndoping verwendeten Substanzen findet man, wie ich später zeigen werde, oft Wirkungen, die sich auf Placeboniveau bewegen. Überträgt man diese Erkenntnisse auf die Wirksamkeit von Substanzen auf den einzelnen Menschen, bedeutet dies Folgendes: Wenn jemand eine Substanz zum Hirndoping einnimmt und sich nachher leistungsfähiger fühlt, muss das nicht zwangsläufig bedeuten, dass diese subjektiv empfundene Leistungssteigerung tatsächlich auf die biologische Wirkung des Medikaments zurückzuführen ist. Es kann sehr wohl auch so sein, dass allein der Glaube an die Wirksamkeit der Substanz oder die Überzeugungskraft desjenigen, von dem man die Substanz erhielt, das positive Gefühl der Leistungssteigerung auslöste. Im Einzelfall ist es nie zu klären, ob die Veränderung durch die biologische Wirkung der Substanz oder durch einen Placeboeffekt erzielt wurde. Um dies zu unterscheiden, sind immer die groß angelegten randomisierten Therapie-Studien mit Placebo-Kontrolle wichtig.

Ein weiteres Problem stellt sich dadurch, dass in den placebokontrollierten randomisierten Therapiestudien zur Messung der Medikamenteneffekte, ähnlich wie im Tierversuch, meist Tests angewandt werden, die nur sehr ungenügend die natürliche Situation eines Individuums abbilden. Zum Beispiel werden in diesen Untersuchungen den Patienten oder Probanden Wortlisten vorgelegt, die auswendig gelernt werden müssen und die später wieder abgefragt werden. Dadurch wird die natürliche Situation nur schlecht abgebildet. Interessanter wäre es zu wissen, ob der behandelte Patient sich zu Hause besser orientieren kann, verlegte Gegenstände schneller wiederfindet oder komplexen Lernstoff besser erfassen und dauerhafter behalten kann. Es kommt daher bei allen Testungen darauf an, dass die Medikamente sich auch in der natürlichen Situation des Patienten als wirksam erweisen. Gerade hier versagen aber viele Medikamente.

Die gemessenen Effekte in solchen Therapiestudien sind sehr häufig auch von der Art und Schwierigkeit des Tests abhängig. So darf der Test zum Beispiel nicht zu leicht sein, damit die Probanden die Aufgaben nicht schon von vornherein lösen können, weshalb man dadurch überhaupt keine verbessernden Effekte eines Medikamentes feststellen könnte. Man spricht dann auch von einem Deckeneffekt.

Diese Hinweise mögen Ihnen die Interpretation und das Verständnis der nun folgenden Ausführungen erleichtern. Sie sollen Sie insbesondere befähigen, die Effekte der zum Hirndoping verwendeten Medikamente kritisch zu bewerten und zu hinterfragen. Dies ist eine entscheidende Voraussetzung dafür, dass man nicht auf falsche Versprechungen hereinfällt und zu einer kritischen und rationalen Urteilsfindung gelangen kann.

AMPHETAMINE

Amphetamine wurden, wie gesagt, bereits 1932 in der Medizin eingeführt, und zwar zunächst als Flüssigkeit zum Inhalieren, ab 1936 dann in Tablettenform. Wie häufig bei neu eingeführten Medikamenten war man auch damals von der Wirksamkeit und der Sicherheit dieser neuen Behandlungsform begeistert, und der Gebrauch von Amphetaminen verbreitete sich schnell. Hintergrund der Entdeckung war, dass Wissenschaftler des pharmazeutischen Unternehmens Smith-Klein und French (SKF) herausgefunden hatten, dass Amphetamin, wenn man es inhalierte, die Blutgefäße des Nasenraumes verengte und die Bronchien der Lunge erweiterte, wodurch eine sehr gute Behandlung der Symptome von Erkältungskrankheiten, Heuschnupfen oder Asthma möglich war. Die Firma hatte damals die Patente von einem englischen Chemiker, Gordon Alles, erworben und brachte den Benzedrin®-Inhalator 1932 auf den Markt. In diesem Inhalator war die sehr hohe Menge von 350 mg Amphetamin enthalten, die dann in kleinen Mengen mit jedem Inhalationsstoß frei gegeben wurde. Die heutige Tagesdosis zur Behandlung von ADHS liegt in den USA bei 20 mg.

Bis 1939 war die Substanz rezeptfrei erhältlich, und mangels anderer Behandlungsalternativen wurde sie bei sehr vielen verschiedenen Krankheiten eingesetzt. Schwere psychische Erkrankungen wie Schizophrenie oder Alkoholabhängigkeit, neurologische Erkrankungen wie Morbus Parkinson oder Epilepsie, Verhaltensstörungen wie Rauchen, Bettnässen, Kopfschmerzen oder körperliche Erkrankungen wie niedriger Blutdruck wurden damit behandelt. Amphetamin war in den dreißiger und vierziger Jahren des letzten Jahrhunderts sozusagen ein Allheilmittel.

Eine weitere Beobachtung war, dass Amphetamine den Appetit zügelten, weshalb die amerikanische Zulassungsbehörde FDA (Food and Drug Administration) 1939 Benzedrin® als Mittel gegen Übergewicht zuließ. Amphetamine wurden in der Folge schnell zu extrem beliebten Schlankheitspillen. 1948 setzten neun von zehn US-amerikanischen Ärzten Amphetamine zur Behandlung von Übergewicht ein und etwa zwei Drittel der Patienten, die sich gegen Übergewicht behandeln lassen wollten, bekamen sie verordnet. Die damals angewandten Dosen lagen zwischen 10 und 20 mg.

Aufgrund der hohen Konzentration des Medikaments im Amphetamin-Inhalator wurde diese Darreichungsform bald besonders beliebt, inbesondere bei Menschen, die die Amphetamine nicht zur Behandlung von Asthma und Erkältungskrankheiten einsetzten, sondern wegen ihrer euphorisierenden Wirkung. Diese Wirkung setzt auch ein, wenn Amphetamine in hohen Dosen geschnupft oder in die Blutgefäße gespritzt werden. Wegen der missbräuchlichen Anwendung nahm die Firma SKF den Inhalator bereits 1949 freiwillig vom Markt. In Tablettenform hielten sich die Amphetamine jedoch länger, als Mittel zur Gewichtsreduktion wurden sie in den USA erst 1979 vom Markt genommen – interessanterweise mit der Begründung, dass keine Beweise für die größere Wirksamkeit dieser Substanzen bei der Behandlung von Übergewicht vorlägen. Damals hatten bereits Millionen von übergewichtigen Menschen Amphetamine eingenommen, angetrieben von den Ergebnissen fragwürdiger Studien, die als Beleg für die Wirksamkeit der Substanz angesehen worden waren. In späteren, groß angelegten Studien, die die oben genannten Gütekriterien erfüllten, fand man jedoch heraus, dass Amphetamine für die Gewichtsreduktion nur von begrenztem Nutzen sind. Patienten mit Amphetamin-Behandlung hatten pro Woche nur minimal mehr abgenommen als jene mit Placebo-Behandlung. Heute sind Amphetamine in den USA nur noch zur Behandlung von ADHS und Narkolepsie zugelassen. In Deutschland sind sie nicht als Medikamente verschreibungsfähig.

STRUKTUR Die Substanz Amphetamin stammt von Phenylethylamin ab, das in vielen Nahrungsmitteln wie zum Beispiel verschiedenen Käsesorten und Weinen vorkommt. Sie hat im Körper aber praktisch keine biologische Funktion, da sie sehr schnell durch ein Enzym abgebaut wird, das Monoaminooxidase genannt wird. Beim Amphetamin wird an das Phenylethylamin künstlich eine Methylgruppe (CH_3) angefügt. Die erste Herstellung von Amphetamin gelang bereits im Jahr 1887 durch den rumänischen Chemiker Lazar Edeleanu an der Berliner Universität. Durch die angehängte Methylgruppe ist Amphetamin vor dem Abbau durch die Monoaminooxidase geschützt. Die zusätzliche Methylgruppe ermöglicht es dem Amphetamin damit, im Körper zu verbleiben und seine biologischen Funktionen zu entfalten. Amphetamin liegt in zwei spiegelbildlichen Formen vor, die man auch als Stereoisomere bezeichnet, ähnlich wie beim rechts- und linksdrehenden Joghurt. Das rechtsseitige oder Dextroisomer (von lateinisch dexter = rechts) ist biologisch sehr viel aktiver als das linksseitige (Levoisomer). Das rechtsseitige Amphetamin bezeichnet man auch als D-Amphetamin, Dexamphetamin oder Dexedrine®. Als Adderall® wird in den USA eine Amphetaminsubstanz vermarktet, die ursprünglich als Appetitzügler auf den Markt kam und heute zur Behandlung von ADHS eingesetzt wird. Es handelt sich hier um eine Mischung aus verschiedenen Salzformen von Amphetaminen, wie zum Beispiel D- und L-Amphetamin-Sulfat, D- und L-Amphetamin-Aspartat und D-Amphetamin-Sacharat.

Fügt man dem D-Amphetamin noch eine zweite Methylgruppe hinzu, entsteht das sogenannte Metamphetamin, das biologisch noch stärker wirksam ist und zu den illegalen Drogen gehört. Es wird unter dem Namen »Ice« oder »Crystalmeth« geraucht oder gespritzt. Da es sehr schnell abhängig macht, ist es besonders gefährlich. Ein weiterer illegaler Amphetaminabkömmling ist das Methylendioxy-Metamphetamin (MDMA), das auch unter dem Namen »Ecstasy« als Partydroge bekannt ist. Die beiden letztgenannten Substanzen werden hier nicht genauer besprochen, da zur geistigen Leistungssteigerung in der Regel nur D-Amphetamin und Adderall® missbraucht werden.

WIRKMECHANISMEN Die Amphetamine wirken auf zwei wichtige Botenstoffe im Gehirn, nämlich auf Noradrenalin und Dopamin, ein. Beide Botenstoffe sind – wie ich schon im zweiten Kapitel erläuterte – an der Kontrolle von Wachheit, Konzentration und Aufmerksamkeit beteiligt. Man nimmt an, dass Amphetamine nicht nur direkt den Botenstoff Dopamin aus den Nervenzellen freisetzen, sondern zusätzlich an den Nervenzellkörpern die Schlüsselstellen (Rezeptoren) blockieren, die normalerweise der Zelle eine Rückmeldung geben, dass soeben sehr viel Botenstoff ausgeschüttet wurde. Das klingt komplizierter, als es ist. Lassen Sie mich diesen Vorgang kurz erläutern (vergleiche auch Abbildung 1): Normalerweise führt die Bindung von Dopamin oder Noradrenalin an diese Schlüsselstellen dazu, dass die Nervenzelle feststellt, dass soeben viel von der Substanz ausgeschüttet worden ist. Die Folge ist, dass die Nervenzelle die Freisetzung von weiterem Noradrenalin oder Dopamin drosselt. Wenn dieser negative

Rückkopplungseffekt nicht existierte, würde die Zelle immer mehr Dopamin und Noradrenalin freisetzen. Und genau das passiert, wenn die Schlüsselstelle durch Amphetamine blockiert ist. Das Rückkopplungs-Signal fällt weg und die Nervenzelle schüttet die Substanzen ungebremst weiter aus. Es kommt insgesamt zu einem Anstieg der Dopamin- und Noradrenalinfreisetzung, wodurch die Nervenzellaktivität gesteigert wird. Die Folge ist, dass Wachheit, Aufmerksamkeit und Konzentration, die durch die Botenstoffe Dopamin und Noradrenalin gefördert werden, ansteigen.

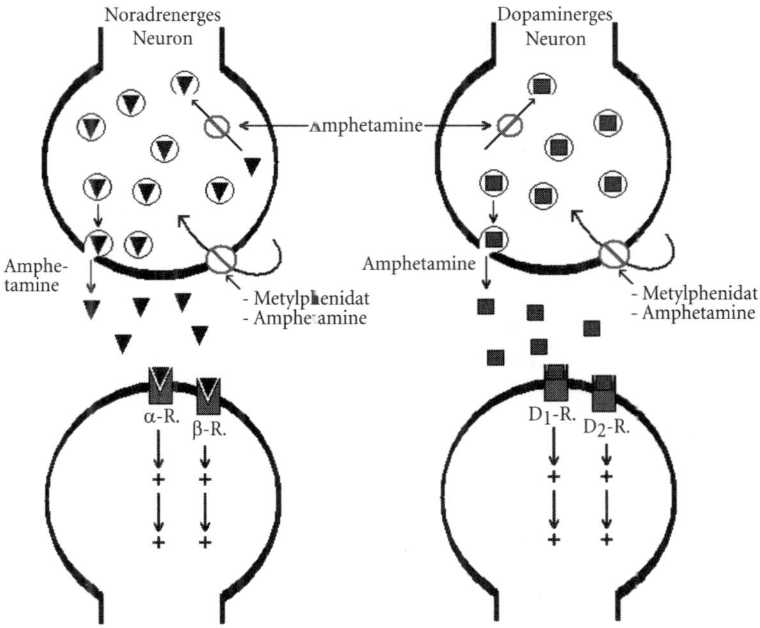

Abbildung 1: Wirkmechanismus Amphetamine und Methylphenidat (Ritalin®)
D_1R. und D_2R. = Bindungsstellen (Rezeptoren) für Dopamin (■)
α–R und β–R = Bindungsstellen (Rezeptoren) für Noradrenalin (▼)

Die Wirkung der Amphetamine ist natürlich dosisabhängig. Je mehr die Dopamin- und Noradrenalin-Freisetzung gefördert wird, umso stärker sind die Effekte ausgeprägt. In niedrigeren Dosierungen (5–20 mg) führen Amphetamine zu einer Überwindung von Müdigkeit und zu einer Verbesserung von Konzentration und Aufmerksamkeit. In etwas höheren Dosierungen (zum Beispiel 20 bis 50 mg) wird diese Wirkung verstärkt; an die Stelle der »entspannten Aufmerksamkeit« tritt nun aber ein Gefühl des Getriebenseins und die Konzentrationsfähigkeit kann deutlich eingeschränkt sein. Dabei kann die Dosis, bei der ein Gefühl des Getriebenseins auftritt, von Mensch zu Mensch stark variieren.

WARUM WERDEN AMPHETAMINE ZUM HIRNDOPING EINGESETZT? Bereits Gordon Alles, der den Begriff Amphetamin im Jahr 1927 geprägt und seine Patente zur Vermarktung von Amphetaminen an das Unternehmen Smith-Klein und French (SKF) verkauft hatte, stellte im Jahr der Erstsynthese in Eigenversuchen fest, dass Amphetamine Müdigkeit beseitigen und in höheren Dosen eine Euphorie auslösen können. Erste Studien an Gesunden wurden im Jahr 1930 durch den Wissenschaftler Nathanson, einen Arzt in Los Angeles, durchgeführt. Er untersuchte die Wirkungen von Benzedrin, einer Mischung aus D- und L-Amphetaminen, an jungen Versuchspersonen. Diese berichteten insbesondere von verminderter Müdigkeit, wenn sie hart arbeiten mussten.

Wie wirken Amphetamine aber tatsächlich bei gesunden Menschen? Was sagen uns die Ergebnisse aus randomisierten, placebokontrollierten Studien, mit denen man ja nur untersuchen kann, ob die Wirkung eines Medikamentes eine biologische Basis hat oder auf Einbildung beruht? Zusammen mit Andreas G. Franke und Andreas Fellgiebel habe ich kürzlich die Literatur zur Wirksamkeit von Amphetaminen und anderen Substanzen zum Hirndoping bei Gesunden aufgearbeitet und in einer Übersicht zusammengestellt. In unserer Literaturanalyse konnten wir zwölf Studien identifizieren, die den Effekt von D-Amphetaminen auf Wachheit, Aufmerksamkeit und Gedächtnis bei gesunden Probanden untersucht hatten.

In diesen Studien werden grundsätzlich zwei Formen von Hirndoping unterschieden, nämlich einmal die Verbesserung der geistigen Leistungsfähigkeit von Menschen, die bereits an der maximalen Leistungskapazitätsgrenze arbeiten. Diese Form von Hirndoping bezeichnet man auch als »Performance Enhancement«. Die zweite Form ist die Aufrechterhaltung der geistigen Leistungsfähigkeit zum Beispiel bei vorhergehendem Schlafentzug oder an Tagestiefpunkten. Hier spricht man von »Performance Maintenance«.

Die Effekte von Amphetaminen auf diese zwei Formen der Leistungssteigerung wurden in vielen Untersuchungen getestet. Die Versuchspersonen bekamen vor dem Erbringen verschiedener Testleistungen entweder Amphetamine oder Placebos verabreicht.

Tabelle 2: Wirksamkeit von Amphetaminen auf verschiedene Leistungsbereiche des Gehirns bei Gesunden

Substanz, Dosis	D-Amphetamin, 1 × 10 – 20 mg	D-Amphetamin, 1 × 20 mg
Anzahl RCTs	6	6
Schlafentzug	nein	ja
Anzahl Probanden	154	331
Alter	18 – 44	18 – 36
Wachheit & Aufmerksamkeit	↑↑	↑↑
Reaktionszeit	↓	↓↓
Müdigkeit	(↓)	↓↓
Gedächtnis	o – (↑)	(↑)
Stimmung	↑	k A.
Subjektive Selbsteinschätzung/ Selbstvertrauen	↑	o

Wirkungen von Dextro-Amphetamin bei gesunden Probanden mit/ohne Schlafentzug anhand von randomized controlled trials (RCTs) jeweils im Vergleich zu Placebo: k.A. = keine Angabe, o = kein Effekt, (↑) / (↓) = leichter Effekt, ↑ / ↓ = mittelstarker Effekt, ↑↑ / ↓↓ = starker Effekt

In einer zweiten Phase des Experimentes wurde dann die Leistungsfähigkeit durch einen vorangehenden Schlafentzug von ein bis drei Tagen Dauer geschwächt und anschließend wurde untersucht, welche Wirkung die Substanzen hatten beziehungsweise ob sich die durch den Schlafentzug abgeschwächte Leistung durch die Substanzen wieder normalisieren ließ. Es zeigte sich, dass 10 bis 20 mg D-Amphetamin ausreichen, um Wachheit und Aufmerksamkeit auch ohne Schlafentzug deutlich zu steigern und die Reaktionsschnelligkeit zu erhöhen. Diese Effekte der Amphetamine kommen noch deutlicher zum Tragen, wenn vorher ein Schlafentzug stattfand. Die Müdigkeit wird dann deutlich reduziert und die Leistungsfähigkeit weitgehend aufrechterhalten. Der echte Effekt der Amphetamine liegt damit in der sogenannten »Performance Maintenance«, weniger in der Verbesserung einer bereits maximalen Leistung, auch wenn es einzelne Daten gibt, die zeigen, dass insbesondere bei gut erlernten Fähigkeiten die Leistungsfähigkeit durch Amphetamine weiter gesteigert werden kann. Im Gegensatz dazu führen Amphetamine praktisch nicht zu einer Verbesserung von Gedächtnisleistungen, und in den eingenommenen Dosierungen haben sie auch kaum Effekte auf die Stimmung.

Zusammengefasst führen Amphetamine also bei gesunden Menschen zu einer Steigerung von Wachheit, Aufmerksamkeit und Konzentration. Diese Effekte beruhen nicht auf Einbildung. Dies ließ sich in wissenschaftlichen Studien nachweisen, in denen die Wirkung der Amphetamine stärker war als der Placebo-Effekt. Amphetamine sind besonders wirksam, wenn die Leistungsfähigkeit durch Müdigkeit eingeschränkt ist.

METHYLPHENIDAT (RITALIN®)

Ein weiteres Medikament, das heute zum Hirndoping zweckentfremdet wird, ist Methylphenidat. Methylphenidat wurde bereits 1944 von Leandro Panizzon synthetisch hergestellt und 1954 von dem Pharmaunternehmen Ciba, dem heutigen Novartis, unter seinem Handelsnamen Ritalin® auf den Markt gebracht. Der Name Ritalin® leitet sich vom Spitznamen »Rita«, der Ehefrau von Leandro Panizzon, ab, die im Selbstversuch nach Einnahme von Methylphenidat eine Leistungssteigerung im Tennisspiel bemerkte. Schon seit den 1950er Jahren war Methylphenidat wegen seiner stimulierenden Wirkung zum Beispiel zur Behandlung von chronischen

Erschöpfungszuständen, Antriebsstörungen, gestörtem Verhalten im Alter oder Depressionen im Einsatz. Zunächst wurde es rezeptfrei abgegeben, seit 1971 unterliegt es dem Betäubungsmittelgesetz. Heute wird das Medikament nur noch für die Behandlung des Aufmerksamkeitsdefizit-Hyperaktivitäts-Syndroms (ADHS) bei Kindern und Jugendlichen verschrieben. Im Arzneiverordnungsreport, der alljährlich von dem Pharmakologen Ulrich Schwabe und Dieter Paffrath herausgegeben wird, zeigen ihre Kollegen Martin J. Lohse und Bruno Müller-Oerlinghausen, dass die Verordnungen von Methylphenidat seit 1998 kontinuierlich zunehmen. Während 1998 noch circa fünf Millionen Tagesdosen verordnet worden waren, waren es 2008 bereits 53 Millionen. Im Vergleich zum Vorjahr war das Verordnungsvolumen erneut deutlich von 47 auf 53 Millionen angestiegen. Die Verordnungszahlen steigen somit von Jahr zu Jahr linear an.

Die Ursachen dieses starken Anstiegs in der Verordnungshäufigkeit sind unklar und umstritten. Eine mögliche Interpretation ist, dass ADHS-Diagnosen häufiger vergeben werden und damit Methylphenidat öfter verordnet wird. Entsprechend neueren Daten bestehen die Symptome bei etwa 25 Prozent der betroffenen Kinder im Erwachsenenalter immer noch. Obwohl Methylphenidat noch nicht zur Therapie von Erwachsenen zugelassen ist, wird es auch dort zunehmend eingesetzt, was zu den steigenden Verordnungszahlen beitragen könnte. Zudem könnte es sein, dass Methylphenidat in Deutschland bei ADHS lange Zeit unterverordnet wurde und jetzt aufgrund vermehrter Werbung häufiger verschrieben wird. Eine weitere mögliche Interpretation ist, dass Methylphenidat auch bei Indikationen eingesetzt wird, für die es nicht zugelassen ist, etwa zur Behandlung von Müdigkeit im Rahmen von Depressionen oder Erschöpfungssyndromen. Man spricht auch vom »off-label«-Gebrauch, von dem in diesen Fällen meiner Meinung nach allerdings abzuraten ist.

Als weitere Möglichkeit wäre denkbar, dass Methylphenidat vermehrt zum Hirndoping eingesetzt wird. Da Daten fehlen, lässt sich die genaue Ursache nicht ermitteln. Wie auch immer: Voraussetzung für die medikamentöse Therapie von ADHS sind eine sichere Diagnose durch einen Fachmann, eine sorgfältige Verlaufskontrolle sowie der zusätzliche Einsatz psychotherapeutischer und psychosozialer Unterstützung. Fälle überhöhter Dosierungen oder laxer Indikationsstellung dürfen keinesfalls dazu führen, dass Patienten, die diese Substanz dringend benötigen, oder deren Therapeuten in unberechtigte generelle Kritik geraten.

STRUKTUR UND WIRKMECHANISMUS Methylphenidat ist strenggenommen kein Amphetamin, weist aber eine große strukturelle Ähnlichkeit mit den Amphetaminen auf und hat vergleichbare, wenn auch insgesamt schwächere Wirkungen. Im Gegensatz zu den Amphetaminen steigert Methylphenidat nicht die direkte Dopaminfreisetzung aus den Nervenzellen, sondern erhöht die Dopamin- und Noradrenalinfreisetzung nur indirekt durch eine Blockierung der Rückkopplungs-Bindungsstellen (vergleiche Abbildung S. 67). Dies hat zur Konsequenz, dass Methylphenidat die Dopamin- und Noradrenalin-Freisetzung nur steigert, wenn die Nervenzellen aktiv sind, da die Blockierung des Rückkopplungsrezeptors nur funktioniert, wenn bereits Dopamin oder Noradrenalin ausgeschüttet wurden. Amphetamine dagegen steigern die Nervenzellaktivität auch durch die direkte Förderung der Dopamin-Freisetzung und damit unabhängig von deren Aktivität. Klinisch zeigt sich dieser Unterschied folgendermaßen: Amphetamine wirken stimulierend, unabhängig davon, welche Aufgabe man durchführt. Methylphenidat dagegen hat nur dann einen aktivierenden Effekt, wenn bereits geistige Leistungen vollbracht werden. Amphetamine können so auch in einer sehr reizarmen Umgebung Wachheit und Konzentration stimulieren, dies funktioniert mit Methylphenidat in der Regel nicht.

WARUM WIRD METHYLPHENIDAT ZUM HIRNDOPING EINGESETZT? Es liegen inzwischen sieben Studien mit gesunden Probanden vor, die die Wirkung von Methylphenidat mit Placebo-Effekten verglichen haben. Methylphenidat hat in einer Dosis von 5 bis 40 mg zwar nachweisbare, aber deutlich schwächere Effekte als Amphetamine. Es steigert die Wachheit, verbessert die Aufmerksamkeit und verkürzt die Reaktionszeit. Allerdings hat es keine messbaren Effekte auf die Stimmung oder das Gedächtnis. Die Defizite durch einen Schlafentzug, also verstärkte Müdigkeit, lassen sich durch Methylphenidat nicht aufheben. Dies passt gut zum bereits beschriebenen biologischen Wirkmechanismus von Methylphenidat: Es wirkt nicht in jeder Situation stimulierend, sondern nur, wenn das Gehirn bereits aktiv arbeitet.

Tabelle 3: Wirksamkeit von Methylphenidat auf verschiedene Leistungsbereiche des Gehirns ohne oder nach Schlafentzug bei Gesunden

Substanz, Dosis	Methylphenidat, 1 × 5 – 2 × 40 mg	Methylphenidat, 1 × 20 mg
Anzahl RCTs	6	1
Schlafentzug	nein	ja
Anzahl Probanden	205	20
Alter	18 – 40	20 – 31
Wachheit & Aufmerksamkeit	↑	k.A.
Reaktionszeit	(↓)	k.A.
Müdigkeit	k.A.	k.A.
Gedächtnis	o – (↑)	o
Stimmung	o	k.A.
Subjektive Selbsteinschätzung/ Selbstvertrauen	o – (↑)	o – (↑)

Wirkungen von Methylphenidat bei gesunden Probanden mit/ohne Schlafentzug anhand von randomized controlled trials (RCTs) jeweils im Vergleich zu Placebo: k.A. = keine Angabe, o = kein Effekt, (↑) / (↓) = leichter Effekt, ↑ / ↓ = mittelstarker Effekt, ↑↑ / ↓↓ = starker Effekt

MODAFINIL

Modafinil ist ein Medikament, das erst vor zwei bis drei Jahrzehnten entwickelt wurde und erstmals in Frankreich in den frühen neunziger Jahren des vergangenen Jahrhunderts zur Behandlung von Narkolepsie eingesetzt wurde. Heute ist Modafinil auch in Deutschland wegen seiner wach machenden Wirkung zugelassen, allerdings nicht nur zur Therapie einer Narkolepsie, sondern auch bei ausgeprägter Tagesmüdigkeit im Zusammenhang mit einer Schichtarbeiter-Tätigkeit sowie bei der Schlafapnoe-Erkrankung, die ebenfalls mit starker Tagesmüdigkeit einhergehen kann. Die Firma Cephalon hat für die Vermarktung in Deutschland passenderweise den Handelsnamen Vigil® gewählt, was im Lateinischen »wach, wachsam« bedeutet. Neuerdings wird Modafinil wegen seiner stimulierenden Wirkung auch außerhalb der zugelassenen Indikation eingesetzt, zum Beispiel zur Behandlung von ADHS, aber auch bei mit Müdigkeit und Antriebsstörung einhergehenden Erkrankungen wie Depressionen oder Schizophrenien. Hiervon ist allerdings derzeit aufgrund der unzureichenden Datenlage abzuraten.

STRUKTUR UND WIRKMECHANISMUS Modafinil ist strukturchemisch nicht mit den Amphetaminen verwandt. Sein Wirkmechanismus ist bis heute noch nicht genau bekannt. Man nimmt an, dass Modafinil ähnlich wie die Amphetamine die Aktivität der stimulierenden Botenstoffe Dopamin und Noradrenalin steigert, zusätzlich aber auch noch einen anderen Neurotransmitter beeinflusst, der einen dämpfenden Effekt auf das Gehirn hat, nämlich Gamma-Aminobuttersäure (GABA). Wahrscheinlich wird die Freisetzung von GABA im Gehirn gehemmt, wodurch es zu einem weiteren stimulierenden Effekt durch Modafinil kommt.

WARUM WIRD MODAFINIL ZUM HIRNDOPING EINGESETZT? Zur Wirkung von Modafinil bei Gesunden liegen siebzehn randomisierte und placebokontrollierte Studien vor, mit oder ohne vorangegangenen Schlafentzug. Man hat in diesen Studien bisher fast 700 gesunde Probanden mit einer Dosis von 100 bis 600 mg Modafinil behandelt und festgestellt, dass die Wirkung von Modafinil bei »ungestressten« Erwachsenen etwa zwischen der von Methylphenidat und Amphetaminen liegt. Es zeigten sich leichte Verbesserungen von Wachheit und Aufmerksamkeit, eine geringe Reduktion von Müdigkeit, eine Verkürzung der Reaktionszeit und keine bis marginale Effekte auf Gedächtnis und Stimmung. Bei den Probanden, die vorher durch einen Schlafentzug in ihrer Leistungsfähigkeit eingeschränkt wurden und sehr müde waren, konnte Modafinil jedoch ähnlich stark wie Amphetamine die negativen Wirkungen des Schlafentzugs aufheben. In diesem Zusammenhang steigerte Modafinil deutlich Wachheit und Aufmerksamkeit, verkürzte die Reaktionszeiten, hob Müdigkeit auf und verbesserte leicht die Gedächtnisleistungen. Eine Studie von John Caldwell und Mitarbeitern vom U. S. Army Aeromedical Research Laboratory, Fort Rucker, USA, aus dem Jahr 2000 zeigte, dass junge, gesunde Piloten mit Schlafdefiziten von über vierzig Stunden nach Einnahme von Modafinil nicht nur Verbesserungen in der Aufmerksamkeit und Psychomotorik zeigten, sondern dass sie auch komplexe Aufgaben im Flugsimulator besser ausführen konnten.

In einer 2005 veröffentlichten Studie von Nancy Wesensten und Kollegen vom Walter Reed Army Institute of Research, Silver Spring, USA, wurden die Effekte von Modafinil im Vergleich zu Amphetaminen und Koffein bei der Wiederherstellung der Leistungsfähigkeit nach 85 Stunden Schlafentzug bei 48 gesunden Versuchspersonen untersucht. Hier zeigte sich, dass 20 mg D-Amphetamin und 400 mg Modafinil ungefähr gleich wirksam waren. Durch diese Medikamentengabe konnten für etwa zwei bis vier Stunden die Wachheit und die Leistungsfähigkeit bei der Durchführung einfacher Leistungstests wiederhergestellt werden. Besonders interessant war auch, dass in dieser Studie 600 mg Koffein, was etwa dem Konsum von fünf bis sechs Tassen Kaffee entspricht, ebenso effektiv waren wie Amphetamin und Modafinil. In einer weiteren Studie der Arbeitsgruppe zeigten William Killgore und Kollegen, dass Koffein bei der Lösung bestimmter Aufgaben sogar Modafinil und Amphetamin überlegen war. Dies macht Koffein doch zu einer akzeptablen Alternative. Ich werde darauf später zurückkommen.

ANTIDEMENTIVA

Zum Hirndoping werden auch Medikamente eingesetzt, die zur Behandlung von Erkrankungen mit Gedächtnisabbau im Alter, den sogenannten Demenzen, verschrieben werden und die man als Antidementiva bezeichnet. Die wichtigste Demenzform ist die sogenannte Alzheimer-Erkrankung, die mit einem über mehrere Jahre verlaufenden und damit schleichenden Gedächtnisabbau

Tabelle 4: Wirksamkeit von Modafinil ohne oder nach Schlafentzug auf verschiedene Leistungsbereiche des Gehirns bei Gesunden

Substanz, Dosis	Modafinil, 1 × 100 – 400 mg bis zu 3 Tage	Modafinil, 1 – 3 × 200 mg
Anzahl RCTs	6	11
Schlafentzug	nein	ja
Anzahl Probanden	218	467
Alter	19 – 67	18 – 54
Wachheit & Aufmerksamkeit	(↑)	↑↑
Reaktionszeit	↓	↓↓
Müdigkeit	o – (↓)	↓↓
Gedächtnis	o – (↑)	↑
Stimmung	↑ – (↓)	o
Subjektive Selbsteinschätzung/ Selbstvertrauen	(↑)	↑

Wirkungen von Modafinil bei gesunden Probanden mit/ohne Schlafentzug anhand von randomized controlled trials (RCTs) jeweils im Vergleich zu Placebo: k.A. = keine Angabe, o = kein Effekt, (↑) / (↓) = leichter Effekt, ↑ / ↓ = mittelstarker Effekt, ↑↑ / ↓↓ = starker Effekt

einhergeht. Eine Vorform dieser Erkrankung bezeichnet man als »leichte kognitive Störung«, bei der ein Gedächtnisabbau noch nicht so stark ausgeprägt ist wie bei einer Demenz. Leichte kognitive Störungen können fließend in eine Demenz übergehen. Da die Alzheimer-Demenz mit einer mittleren Krankheitsdauer von sechs bis acht Jahren schleichend zu einem Gedächtnisverlust führt und sich anschließende körperliche und neurologische Störungen zur Pflegebedürftigkeit und unweigerlich zum Tod führen, ist es ein wichtiges Ziel, Medikamente zu finden, die den Ausbruch der Alzheimer-Erkrankung verhindern oder zumindest verzögern beziehungsweise deren Verlauf verlangsamen oder aufhalten können.

Leider stehen uns heute noch keine Medikamente zur Verfügung, die wirksam den Ausbruch der Erkrankung verhindern und die damit prophylaktisch eingesetzt werden könnten. Alle auf dem Markt befindlichen Antidementiva führen auch nicht zu einer Verlangsamung des Krankheitsprozesses oder gar einer Verlängerung der Zeit bis zum Tod. Es kann allerhöchstens vorübergehend eine Besserung der geistigen Leistungsfähigkeit erreicht werden.

WIRKMECHANISMUS Schon seit längerem weiß man, dass bei der Alzheimer-Demenz unter anderem eine Nervenzellgruppe im basalen Vorderhirn, im sogenannten Nucleus basalis Meynert, abstirbt. Diese Nervenzellen sind Ausgangspunkt für die sogenannten cholinergen Nervenzellausläufer, die den Botenstoff Acetylcholin herstellen, der wichtige Funktionen in der Steuerung von Wachheit, Konzentration und Aufmerksamkeit, aber auch bei der Gedächtnisbildung hat. Durch das Absterben dieser Zellen kommt es zu einem Mangel an Acetylcholin, der für einen Teil der Symptome der Alzheimer-Demenz verantwortlich gemacht wird. Um diesen Mangel aufzuheben, hat man die sogenannten Acetylcholinesterase-Hemmer entwickelt. Diese Medikamente wirken, indem sie das abbauende Enzym, die Acetylcholinesterase, hemmen und damit dafür sorgen, dass Acetylcholin vermehrt zur Verfügung steht. Man versucht also, dem zunehmenden Verlust von Acetylcholin entgegenzuwirken und so ein ausreichend hohes cholinerges Aktivierungsniveau aufrechtzuerhalten. Der erste Acetylcholinesterase-Hemmer Tacrin (Cognex®) kam 1995 in Deutschland auf den Markt, hatte aber erhebliche Nebenwirkungen, so dass er schnell von Weiterentwicklungen verdrängt wurde. Heute sind zur Behandlung der Alzheimer-Demenz Donepezil der Firma Eisai/Pfizer (Aricept®), Rivastigmin der Firma Novartis (Exelon®) und Galantamin der Firma Janssen-Cilag (Reminyl®) auf dem Markt. In groß angelegten Studien konnte man tatsächlich eine Wirksamkeit dieser Substanzen bei der Behandlung der Alzheimer-Demenz feststellen. Mit Hilfe dieser Medikamente kann es gelingen, bei einem Teil der Patienten das Nachlassen der Geistestätigkeit vorübergehend aufzuhalten und so den Patienten ein längeres selbstbestimmtes Leben zu ermöglichen. Heute sind die drei genannten Acetylcholinesterasehemmer zur Behandlung der leichten bis mittelschweren Alzheimer-Demenz zugelassen.

Ein weiteres verschreibungspflichtiges Antidementivum ist das sogenannte Memantine, zum Beispiel Ebixa® der Firma Lundbeck oder Axura® der Firma Merz. Diese Substanz weist einen völlig anderen Wirkmechanismus auf. Man hat festgestellt, dass Nervenzellen durch eine verstärkte Ausschüttung des Botenstoffes Glutamat geschädigt werden können. Da Glutamat an eine Schlüsselstelle, den NMDA-Rezeptor, bindet, liegt es nahe, durch eine Blockade dieser Rezeptoren die Nervenzellschädigungen zu verringern. Hier greift Memantine an. Es ist ein NMDA-Rezeptor-Blocker, der zur Behandlung der mittelschweren bis schweren Alzheimer-Demenz zugelassen ist. Unter der Einnahme von Memantine können allerdings häufig bis sehr häufig Nebenwirkungen in Form von Blutdruckerhöhung, Kopfschmerzen, Schwindel, Schläfrigkeit und Verstopfung auftreten.

SIND ANTIDEMENTIVA ZU HIRNDOPING-ZWECKEN WIRKSAM?

Aufgrund der vorliegenden Studien zur Behandlung der Alzheimer-Demenz liegt es nahe, Antidementiva auch zur geistigen Leistungssteigerung bei gesunden Probanden einzusetzen. Insbesondere Menschen im höheren Lebensalter, die zwar gesund sind, aber eine nachlassende Geistestätigkeit verspüren oder befürchten oder die prophylaktisch eine Alzheimer-Demenz verhindern wollen, könnten Interesse an einer solchen Form von Hirndoping haben.

Eine in diesem Zusammenhang häufig zitierte Studie ist die von Jerome Yesavage und Mitarbeitern von der Stanford University in den USA aus dem Jahre 2002, die achtzehn gesunde Piloten im Alter von durchschnittlich 52 Jahren in einem Flugsimulator untersucht hatten. Die Hälfte der Piloten hatte den Acetylcholinesterase-

Tabelle 5: Wirksamkeit von Antidementiva auf verschiedene Leistungsbereiche des Gehirns bei Gesunden

Substanz, Dosis	Donepezil, 1 – 2 × 5 mg bis zu 14 Tage	Rivastigmin, 1 × 3 mg	Memantine, 1 × 30 mg
Anzahl RCTs	5	1	3
Schlafentzug	nein	nein	nein
Anzahl Probanden	122	16	88
Alter	25 – 85	60 – 75	20 – 35
Wachheit & Aufmerksamkeit	(↓)	k.A.	o
Reaktionszeit	↑ – ↓	(↓)	o
Müdigkeit	k.A.	k.A.	k.A.
Gedächtnis	o – ↑ – ↓	o – ↑ – ↓	o – (↓)
Stimmung	k.A.	k.A.	o
Subjektive Selbsteinschätzung/ Selbstvertrauen	k.A.	k.A.	k.A.

Wirkungen von Memantine, Donepezil und Rivastigmin bei gesunden Probanden ohne Schlafentzug anhand von randomized controlled trials (RCTs) jeweils im Vergleich zu Placebo: k.A. = keine Angabe, o = kein Effekt, (↑) / (↓) = leichter Effekt, ↑ / ↓ = mittelstarker Effekt, ↑↑ / ↓↓ = starker Effekt

Hemmer Donepezil in einer Dosis von 5 mg für dreißig Tage eingenommen, während die andere Hälfte der Piloten mit einem Placebo behandelt worden war. Die Leistungsfähigkeit der Piloten im Flugsimulator wurde zu zwei Zeitpunkten getestet: vor dem Start der Medikamenteneinnahme und dreißig Tage später. Während sich die Flugleistung der Piloten in der Placebo-Gruppe bei der zweiten Untersuchung etwas verschlechtert hatte, war bei den mit Donepezil behandelten Piloten die Leistung stabil. Darüber hinaus zeigten sich in schweren und komplexen Flugsituationen (Landung und Verhalten in Notfällen) Verbesserungen der geistigen Leistungsfähigkeit durch Donepezil, was von den Autoren als Lerneffekt interpretiert wurde. Diese Studie wird häufig als Beweis dafür angegeben, dass Acetylcholinesterase-Hemmer effektive Medikamente zum Hirndoping sind. Schaut man sich die Ergebnisse genauer an, sieht man, dass die Effekte klein sind.

Dazu passen auch weitere Studienergebnisse: Heute liegen für Donepezil vier weitere randomisierte und placebokontrollierte Studien mit insgesamt 122 Probanden im Alter zwischen 25 und 85 Jahren vor. Diese Studien zeigen nur sehr geringe Effekte der Substanz auf die geistige Leistungsfähigkeit. So finden sich sehr widersprüchliche Effekte auf die Reaktionszeit, die Müdigkeit wird nicht beeinflusst, die Gedächtnisleistungen werden je nach Studie leicht verbessert oder leicht verschlechtert und Aufmerksamkeit und Wachheit werden eher verringert. Das Gleiche gilt für Studien mit dem Acetylcholinesterase-Hemmer Rivastigmin und dem NMDA-Rezeptor-Blocker Memantine (vergleiche Tabelle 5, S. 79). Die Ergebnisse bei gesunden Menschen sind damit im besten Fall widersprüchlich. Wir haben also aktuell keine Hinweise dafür, dass die genannten Substanzen bei Gesunden wirksam sind. Darüber hinaus gibt es keine sicheren Belege dafür, dass die prophylaktische Einnahme von Antidementiva die Entwicklung einer Alzheimer-Demenz verhindern kann.

ANTIDEPRESSIVA

Antidepressiva werden bei Depressionen, aber auch bei Angsterkrankungen wie Panikstörung oder sozialer Phobie, bei Zwangsstörungen und bei Schlafstörungen verschrieben. Die ersten Antidepressiva kamen in den 1950er Jahren auf den Markt. Diese Substanzen bestehen aus einer Dreier- oder Viererringstruktur und werden daher als Tri- beziehungsweise Tetrazyklika bezeichnet. Bekannte Substanzen sind Amitriptylin (zum Beispiel Saroten®) oder Maprotilin (Ludiomil®), die auch heute noch zur Behandlung depressiver Störungen auf dem Markt sind. Das Problem dieser Substanzen ist und war, dass sie unangenehme Nebenwirkungen haben können, zum Beispiel eine ausgeprägte Mundtrockenheit, Verstopfung oder Kreislaufregulationsstörungen. Ab den 1980er Jahren wurden daher Antidepressiva entwickelt, die selektiver wirken und in der Regel weniger Nebenwirkungen aufweisen, leider zum Teil auf Kosten einer geringeren Wirksamkeit. Zu diesen Medikamenten gehören auch die bereits erwähnten Antidepressiva, die die Wiederaufnahme von Serotonin in die Nervenzellen hemmen und dadurch die Konzentration von Serotonin erhöhen. Diese Medikamente bezeichnet man als Serotonin-Wiederaufnahmehemmer oder SSRIs (von englisch »selective serotonin reuptake inhibitors«). Zu ihnen gehören neben dem bereits erwähnten Fluoxetin, das unter dem Namen Prozac® in den USA Hirndoping-Karriere machte, die Substanzen Fluvoxamin (zum Beispiel Fevarin®) und Paroxetin (zum Beispiel Seroxat®, in den USA Paxil®) und die Substanzen Citalopram (Cipramil®), Sertralin (Zoloft®) und Escitalopram (Cipralex®). Wirksamkeitsunterschiede bei der Depressionsbehandlung gibt es zwischen diesen Substanzen kaum, wenn auch neuere Übersichtsarbeiten eine leichte Überlegenheit der Substanzen Escitalopram und Sertralin gegenüber anderen SSRIs gezeigt haben.

SIND ANTIDEPRESSIVA ZU HIRNDOPING-ZWECKEN WIRKSAM? Wie sieht es nun mit der Wirksamkeit der Antidepressiva zur Stimmungsverbesserung bei Gesunden aus? Was sagen neuere Studien zu diesen Effekten? Es gibt mindestens 32 randomisierte und placebokontrollierte Studien, die den Effekt dieser Medikamentengruppe bei mehr als 600 gesunden Probanden im Alter zwischen 19 und 85 Jahren untersucht haben. Die Ergebnisse sind eindeutig: In der Gesamtschau der Studien verbessert keine der Substanzen im Vergleich zum Placebo die Stimmung von gesunden Menschen. Zu diesem Schluss kommt auch eine von Dimitris Repantis aus der Arbeitsgruppe von Isabella Heuser an der Berliner Charité im Jahr 2009 publizierte Übersichtsarbeit. Dafür kommt es aber durch Antidepressiva zu einer leichten Verschlechterung der Schlafqualität, bei manchen Substanzen werden Wachheit und Aufmerksamkeit negativ beeinflusst oder Reaktionszeiten verlängern sich. Gedächtnisfunktionen ändern sich nicht. Es gibt jedoch Hinweise, dass durch die Einnahme einzelner Substanzen bestimmte emotional besetzte Gedächtnisinhalte besser und andere schlechter erinnert werden. Mehrere Studien zu Citalopram zeigten, dass eine Einmaldosis von 10 mg ausreichte, damit die Probanden positiv besetzte Worte oder Gesichter mit freundlichen Gesichtsausdrücken besser erkannten und sich besser an sie erinnern konnten. Insgesamt sind die Effekte jedoch sehr gering ausgeprägt.

Antidepressiva sind also keine Glückspillen. Die Wirksamkeit einer Substanz bei therapeutischer Anwendung, hier bei Depressionen oder Angsterkrankungen, bedeutet damit nicht, dass auch bei Gesunden eine Stimmungsverbesserung zu erwarten ist. Auch wenn dazu nur wenige gesicherte Studien vorliegen, müssen wir annehmen, dass Antidepressiva nur dann wirken, wenn ein Mangel an Serotonin vorliegt, wie es bei depressiven Patienten offenbar der Fall ist. Das Antidepressivum führt dann zu einer Korrektur des Serotonin-Mangels. Da gesunde Menschen nicht an einem Serotonin-Mangel leiden, reagieren sie auf Antidepressiva nicht mit einer Stimmungsverbesserung. Ähnliches kann man als Erklärung für die mangelnde Wirksamkeit von Medikamenten gegen Demenzen annehmen.

MEDIKAMENTE ZUR FÖRDERUNG DES VERGESSENS

Ein Szenario zu diesem Thema hatte ich bereits beschrieben: Durch Hirndoping soll es Soldaten ermöglicht werden, die schrecklichen Dinge, die sie im Krieg erlebt haben, zu vergessen. So sollen sie für weitere Kriegseinsätze tauglich bleiben. Aber auch im alltäglichen Leben könnte eine solche Form von Hirndoping auf den ersten Blick interessant sein, etwa um das Ziel zu verfolgen, negative Erinnerungen vergessen zu machen, sich schneller an Angst auslösende Situationen zu gewöhnen oder um einfach nur den Ärger mit dem Ehepartner oder dem Vorgesetzten schnell vergessen zu können. Um es vorwegzunehmen: Es gibt heute noch kein Medikament, mit dem dies auch nur annäherungsweise zuverlässig erreicht werden kann, und eine solche Form von Hirndoping ist auch nicht erstrebenswert, wie ich weiter unten erläutern werde. Dennoch gibt es auf diesem Gebiet erhebliche Forschungsanstrengungen, die ich im Folgenden kurz beschreiben möchte.

Tabelle 6: Wirksamkeit von Antidepressiva auf Gehirnfunktionen bei Gesunden

Substanz, Dosis	Anzahl RCTs	Schlaf-entzug	Anzahl Probanden	Alter	Wachheit & Aufmerk-samkeit	Reaktions-zeit	Müdig-keit	Gedächt-nis	Stim-mung	Subjektive Selbstein-schätzung/ Selbstvertrauen
Fluoxetin, 1 × 20 mg bis über 6 Wochen	3	nein	42	21 – 45	(↓)	o	o	k.A.	o	↓
Fluvoxamin, 1 × 50 –100 mg	3	nein	30	21 – 50	o	o – (↓)	k.A.	(↑)	o	k.A.
Citalopram, 1 × 20 – 40 mg bis über 15 Tage	7	nein	161	19 – 59	(↓)	o	o	↓ – ↑	o	o
Escitalopram, 1 × 10 – 20 mg über bis zu 6 Wochen	2	nein	39	19 – 36	o	o	(↓)	o	o	o
Paroxetin, 1 × 10 – 40 mg bis zu 21 Tage	8	nein	169	21 – 85	o	o – (↓)	o – (↓)	o	o	o
Sertraline, 1 × 50 – 100 mg bis zu 14 Tage	5	nein	215	30 – 64	o – (↓)	o	o	o	o	k.A.

Wirkungen von Fluoxetin, Fluvoxamin, Citalopram, Escitalopram, Paroxetin, Sertralin bei gesunden Probanden ohne Schlafentzug anhand von randomized controlled trials (RCTs) jeweils im Vergleich zu Placebo: k.A. = keine Angabe, o = kein Effekt, (↑) / (↓) = leichter Effekt, ↑ / ↓ = mittelstarker Effekt, ↑↑ / ↓↓ = starker Effekt

Sicher haben Sie alle schon die Erfahrung gemacht, dass man sich an Ereignisse in der Vergangenheit besser erinnert, wenn sie mit starken Gefühlen verbunden sind. An die erste Liebe werden Sie sich sicherlich besser erinnern als an das erste Mal Bruchrechnen in der Schule. Auch Ereignisse, die mit starker Angst einhergingen, werden besser erinnert. Heute weiß man, dass Botenstoffe wie Adrenalin und Noradrenalin, die während solcher Stressereignisse ausgeschüttet werden, den sogenannten Mandelkern im Gehirn aktivieren und dadurch die Verfestigung von Gedächtnisprozessen fördern. In einer sehr bekannten Arbeit, die die Neurowissenschaftler Larry Cahill und James L. McGaugh von der University of California in Irvine bereits 1994 in der angesehenen Zeitschrift *Nature* publiziert haben, konnte diese Beobachtung erstmals wissenschaftlich untermauert werden.

Sie hatten einer Reihe von gesunden Probanden mehrere Dias gezeigt, die von zwei Arten von Geschichten begleitet waren, einer sehr gefühlsbetonten und einer neutralen Geschichte. Eine Woche später wurde abgefragt, an welche Teile der Geschichte sich die Probanden noch erinnerten. Die eine Hälfte erhielt eine Stunde vor der Präsentation der Dias den Betablocker Propranolol, die andere ein Placebo. Propranolol ist ein Medikament, das die Wirkung von Adrenalin und Noradrenalin blockiert. Es ist schon sehr lange zur Behandlung von Bluthochdruck und zu schnellem Herzschlag auf dem Markt. Die Hypothese war, dass Propranolol die Erinnerungen an die gefühlsbetonte Geschichte abschwächt, da die Wirkung von Adrenalin und Noradrenalin auf den Mandelkern unterdrückt wird. Die neutrale Geschichte sollte unter Propranolol vergleichbar gut wie bei Placebogabe erinnert werden, da hier nicht vermehrt Adrenalin und Noradrenalin freigesetzt werden. Und genau dies war der Fall. Die Probanden, die Propranolol erhalten hatten, erinnerten sich signifikant weniger an Dias der gefühlsmäßig belastenden Geschichte als die Probanden, die ein Placebo bekommen hatten. Bei der neutralen Geschichte unterschied sich die Anzahl der wiedererkannten Dias nicht. Die Probanden, die Propranolol eingenommen hatten, fanden die emotionalere Geschichte aber genauso belastend wie die Probanden der Placebo-Gruppe. Die gemessenen Unterschiede zwischen den Gruppen hingen also nicht von der subjektiven Bewertung der Geschichte ab. Damit wurde die Hypothese bestätigt, dass Propranolol Einfluss darauf hat, wie die

Inhalte der Geschichte ins Gedächtnis übertragen wurden. Propranolol kann offenbar die Verfestigung von Erinnerungen an emotional belastende Ereignisse reduzieren.

Im Anschluss an diese wichtige Untersuchung beschäftigten sich viele Wissenschaftler und Therapeuten mit der Frage, ob Propranolol auch bei belastenden Erinnerungen an traumatische Erfahrungen wirksam sein könnte. Menschen mit solchen Erinnerungen leiden häufig an einer posttraumatischen Belastungsstörung. Die typischen Symptome sind neben einem verstärkten Wiedererinnern des traumatischen Ereignisses (zum Beispiel einer Vergewaltigung oder eines anderen Gewaltverbrechens) ein erhöhtes Erregungsniveau, Schreckhaftigkeit und Schlafstörungen. Außerdem werden Situationen vermieden, die den Patienten an das Trauma erinnern könnten. Um zu testen, ob Propranolol die Verfestigung von Erinnerungen nach einem traumatischen Ereignis reduzieren kann, untersuchten Roger K. Pitman und Kollegen vom PTSD Research Laboratory des Massachusetts General Hospital in Charlston, USA, im Jahr 2002 51 Patienten, die nach unterschiedlichen traumatischen Erlebnissen in einer Notfallambulanz vorgestellt worden waren. Innerhalb von sechs Stunden nach dem Ereignis erhielten 18 der Patienten den Betablocker Propranolol und 23 ein Placebo-Präparat. Das Ergebnis war, dass diejenigen Patienten, die Propranolol eingenommen hatten, einen Monat später unter einer geringeren psychischen Belastung litten als die Patienten mit Placebo-Behandlung.

Diese Beobachtung passt sehr gut zu den Befunden, dass eine Blockade des adrenergen Stress-Systems eine Gedächtnisspeicherung traumatischer Inhalte reduziert. Wenngleich nicht alle nachfolgenden Studien diese Beobachtungen eindeutig wiederholen konnten, kann es sinnvoll sein, Patienten nach einem Trauma mit Betablockern zu behandeln, um die Stressaktivierung zu senken.

Weiterführende Untersuchungen, die den gleichen Effekt auch bei gesunden Menschen nachweisen, liegen bisher nicht vor. Als Hirndoping-Substanzen sind Betablocker demnach in dieser Hinsicht nicht geeignet. Eine Ausnahme stellt jedoch die Anwendung von Betablockern zur Verminderung von Angstsymptomen, wie zum Beispiel Lampenfieber, dar. Hier kann Propranolol bereits in niedrigen Dosen von 5 bis 20 mg zu einer Verminderung peripherer Angstsymptome wie Herzklopfen und Zittern führen, wodurch indirekt die Angst gemindert wird. Propranolol wird somit häufig von Musikern vor Bühnenauftritten eingenommen. In der oben erwähnten »Nature-Umfrage« hatten immerhin 3 Prozent der Befragten Betablocker zum Hirndoping eingesetzt.

Zusammenfassend lässt sich sagen, dass es wirksame Substanzen zum Hirndoping gibt. Die wirksamsten sind die schon seit mehr als 75 Jahren bekannten Amphetamine, das seit 50 Jahren bekannte Methylphenidat sowie Modafinil, das seit fast 20 Jahren auf dem Markt ist. Andere Substanzen wie Acetylcholinesterase-Hemmer oder Antidepressiva haben kaum nachweisbare Effekte auf die geistige Leistungsfähigkeit bei Gesunden.

Die leistungssteigernden Effekte bestehen im Wesentlichen in einer Verbesserung von Konzentration und Aufmerksamkeit sowie in der Steigerung von Wachheit, in der Regel aber nicht in einer Verbesserung von Gedächtnisleistungen. Diese Substanzen machen uns also nicht klüger, sondern sie machen uns wacher und aufmerksamer, so dass Gedächtnisleistungen bei ansonsten einsetzender Müdigkeit weiterhin erbracht werden können.

Die Substanzen wirken relativ unspezifisch über eine Erhöhung der Wirksamkeit der Botenstoffe Dopamin und Noradrenalin, die im Gehirn an sehr vielen Schlüsselstellen binden. Von einer selektiven Wirkung auf spezifische Hirnfunktionen kann bisher keine Rede sein. Von der »kleinen roten Pille«, die im Gehirn passgenau einen Schalter umlegt, sind wir also weit entfernt.

Die aktuelle Situation stellt sich damit folgendermaßen dar: Es gibt zwar Substanzen zum Hirndoping, die gegenwärtig zur Verfügung stehenden Medikamente stoßen aber bezüglich ihrer Wirkung zum Beispiel auf Gedächtnis, Stimmung und Kontaktfähigkeit an deutliche Grenzen. Bevor ich mich nun im sechsten Kapitel den wissenschaftlichen Weiterentwicklungen solcher Substanzen zuwende und der Frage nachgehen werde, ob und gegebenenfalls wann diese Grenzen durch Forschung überwunden werden können, möchte ich in diesem Kapitel zunächst weitere Grenzen ausloten, an die Hirndoping stößt. Dazu gehören Sicherheitsaspekte und rechtliche Grenzziehungen, aber auch die Beobachtung, dass möglicherweise die Natur selbst einer unbegrenzten Leistungssteigerung Grenzen gesetzt hat und dass Hirndoping nicht bei jedem funktioniert.

WIE SICHER IST HIRNDOPING?

Wie sicher Medikamente zum Hirndoping sind, gehört zu den wichtigsten Fragen, die sich bei diesem Thema stellen. Wie bereits beschrieben waren 25 Prozent der im DAK-Report befragten Berufstätigkeiten bereit, Hirndoping zu betreiben, wenn dadurch etwa Konzentration und Gedächtnis zu steigern sind. Dieser Gruppe stehen aber circa 60 Prozent der befragten Berufstätigen gegenüber, für die eine Einnahme von Medikamenten zur Steigerung der geistigen Leistungsfähigkeit überhaupt nicht in Frage kommt. Als Grund gab die Hälfte dieser Gruppe an, dass es bei der Einnahme von Hirndoping-Mitteln zu hohe Risiken geben könnte, 35 Prozent lehnten Medikamente grundsätzlich ab.

Woher kommt aber diese hohe Zahl an Bedenkenträgern? Auch sonst gehen wir doch viele Risiken im täglichen Leben ein. Und auch Menschen, die an Krankheiten leiden, nehmen solche Substanzen tagtäglich ein, ohne sich ständig über Nebenwirkungen Sorgen zu machen. Warum spielen Sicherheitsaspekte eine so große Rolle bei der Entscheidung für oder gegen Hirndoping?

Dies liegt daran, dass bei einer Entscheidung für oder gegen die Einnahme eines Medikamentes immer Nutzen und Risiken gegeneinander abgewogen werden. Diese Abwägung fällt bei kranken und gesunden Menschen natürlich verschieden aus. Ein schwer kranker Patient nimmt in der Regel auch schwere Nebenwirkungen in Kauf. Denn er wägt die potenziellen Schäden des Medikamentes gegen die Wiederherstellung seiner Gesundheit ab. Wer jedoch gesund ist, hat sehr viel höhere Ansprüche an die Sicherheit einer Substanz und wird weniger bereit sein, seine Gesundheit aufs Spiel zu setzen, um einen nicht garantierten leistungssteigernden Effekt zu erzielen. Je geringer die Nebenwirkungen sind, desto wahrscheinlicher werden sie auch in Kauf genommen. So gaben in der Nature-Umfrage 69 Prozent der befragten Akademiker an, dass sie leichte Nebenwirkungen bei der Einnahme von Hirndopingsubstanzen durchaus akzeptieren würden.

Man kann bei Medikamenteneinnahmen direkte und indirekte Gefahren unterscheiden. Zu den direkten Gefahren zählen zum Beispiel Nebenwirkungen bei Kurz- oder Langzeitanwendung. Zu den indirekten schädlichen Effekten gehören zum Beispiel die Störung anderer Hirnfunktionen, die Auslösung von Sucht- und anderen psychischen Erkrankungen oder die Beeinträchtigung der Hirnentwicklung bei Kindern und Jugendlichen.

NEBENWIRKUNGEN BEI KURZZEITIGER ANWENDUNG Kein Medikament ohne Nebenwirkungen. Dieser Satz gilt natürlich auch für alle zum Hirndoping eingesetzten Medikamente. Dennoch ist die Verträglichkeit auch effektiver Substanzen wie Amphetamine, Methylphenidat und Modafinil in der Kurzzeitanwendung – also der gelegentlichen Einnahme von einzelnen Tabletten – meist überraschend gut. Das wird oft anders dargestellt, da die Effekte einer Kurzzeiteinnahme nicht von potenziellen Schäden bei einer Langzeiteinnahme der Medikamente unterschieden werden.

Die wichtigsten Nebenwirkungen bei einer Kurzzeiteinnahme von Amphetaminen, Methylphenidat und Modafinil sind auf die gesteigerte Dopamin- und Noradrenalinwirkung zurückzuführen und bestehen in einer Erhöhung des Blutdrucks, einer Beschleunigung des Herzschlages und innerer Unruhe. Darüber hinaus können ein trockener Mund, Schwierigkeiten, Wasser zu lassen, und manchmal auch eine gesteigerte Atemfrequenz auftreten.

Im Zusammenhang mit der Auslösung von innerer Unruhe und Anspannung kann ein Amphetaminkonsum aber auch aggressiver machen. Solche Aggressionen können daraus resultieren, dass Amphetamine die Fähigkeit stören, aggressive Handlungsimpulse zu kontrollieren und damit negative oder aggressive Handlungen zu unterdrücken – man spricht hier auch von einer gestörten Impulskontrolle. Eine solche Nebenwirkung kann bei militärischen Einsätzen unter Umständen erwünscht sein, darüber hatte ich schon berichtet. Generell ist diese Wirkung aber natürlich problematisch. So kann es vorkommen, dass man durch Hirndoping unüberlegte oder leichtsinnige Handlungen ausführt, weil man seine Leistungsfähigkeit überschätzt oder risikofreudiger agiert.

Gefährlich können Amphetamine besonders dann werden, wenn sie in hohen Dosen und nicht in Tablettenform eingenommen werden, sondern aufgelöst in die Venen gespritzt oder geschnupft werden. Diese Art des Konsums steigert nicht nur die Suchtgefahr, sondern kann auch lebensgefährlich sein. Es gab wiederholt Todesfälle, weil eine sehr starke Beschleunigung der Herztätigkeit oder eine extreme Steigerung des Blutdrucks zu Schlaganfällen oder einem Versagen der Herztätigkeit führte. Zeichen einer akuten Überdosierung können Übelkeit und Erbrechen, ausgeprägte Unruhe, Zittern, Schweißausbrüche und Hitzewallungen, Herzrhythmusstörungen, Blutdruckkrisen, Verwirrtheitszustände, starke Kopfschmerzen bis hin zu epileptischen Anfällen sein.

Antidementiva sind bis auf vorkommende Magen-Darm-Probleme in der Regel gut verträglich. Seltener führen sie zu leichtem Zittern und Appetitlosigkeit sowie Störungen der Herztätigkeit. Antidepressiva in Form der Serotonin-Wiederaufnahmehemmer wie Fluoxetin können andere Nebenwirkungen haben, die auf eine verstärkte Serotonin-Wirkung zurückzuführen sind. Dazu gehören Übelkeit und Durchfall sowie Unruhe, Schlafstörungen und Benommenheit.

NEBENWIRKUNGEN BEI REGELMÄSSIGER EINNAHME Über Nebenwirkungen von Hirndoping-Medikamenten in der Langzeitanwendung gibt es bisher kaum Erkenntnisse. Dies liegt daran, dass die Substanzen, die bisher für Hirndoping missbraucht werden, alle zur Behandlung psychisch kranker Menschen und nicht für die Anwendung bei Gesunden entwickelt wurden und so nur Erkenntnisse zur Langzeitanwendung bei Patienten vorliegen. Man kann daher nicht ausschließen, dass mit Hirndoping Nebenwirkungen verbunden sind, die wir heute noch nicht kennen oder die so selten sind, dass sie zunächst gar nicht mit der Einnahme der Substanz in Verbindung gebracht werden. Beispielsweise könnte sich nach Jahren der Einnahme durch Tausende von Menschen herausstellen, dass ein bestimmtes Hirndoping-Medikament auch das Zellwachstum beschleunigt und so die Krebsentstehung begünstigt. Da die Einnahme solcher Substanzen durch Gesunde nicht überwacht wird, besteht eine unkalkulierbare Gefahr. Die Einnahme von Hirndoping-Substanzen stellt dadurch auf lange Sicht immer ein Risiko dar. Welche Nebenwirkungen, die heute schon bekannt sind, können bei regelmäßiger Einnahme von Hirndoping-Substanzen auftreten?

Erstens können sie unter Umständen psychische Erkrankungen auslösen. Diese Gefahr besteht vor allem dann, wenn durch die Medikamente die stimulierenden Botenstoffe Dopamin und Noradrenalin freigesetzt werden – eine Eigenschaft, die vor allem Amphetamine, gefolgt von Methylphenidat und, mit größerem Abstand, Modafinil aufweisen. Wie werden psychische Erkrankungen durch diese Substanzen ausgelöst? Das Dopaminsystem muss, damit wir geistig leistungsfähig sind, in einer mittleren Ausprägung aktiviert sein. Zu wenig Dopamin führt zu schlechteren Leistungen, zu viel Dopamin kann ebenfalls die Leistungsfähigkeit verringern und zusätzlich schwere psychische Erkrankungen verursachen. Ein Zuviel an Dopamin, ausgelöst etwa durch hohe Amphetamindosen oder den andauernden Gebrauch von Amphetaminen, kann zwei schwere psychische Störungen auslösen: Manien und Psychosen. Bei den Manien handelt es sich um Zustände euphorischer Stimmung oder Gereiztheit, in denen die Betroffenen antriebsgesteigert sind, mit zwei bis drei Stunden Schlaf pro Nacht auskommen, in allen Handlungsabläufen beschleunigt sind und versuchen, riskante Pläne umzusetzen. Psychosen sind krankhafte Zustände des Gehirns, die im Wesentlichen durch eine Störung des Realitätsbezugs gekennzeichnet sind. Dazu gehören Wahnvorstellungen, die Wahrnehmung von akustischen oder optischen Reizen ohne Reizquelle (Halluzinationen) und die Störung der Ich-Umweltgrenze. Diese Ich-Störungen sind gekennzeichnet durch ein Gefühl, von außen beeinflusst oder nicht mehr Herr über die eigenen Gedanken zu sein. Die Gefahr, dass Manien oder Psychosen ausgelöst werden, besteht insbesondere bei der Einnahme von Amphetaminen. Da Methylphenidat und Modafinil das dopaminerge System weniger stark stimulieren, ist hier die Gefahr geringer. Man muss jedoch wissen, dass nur ein relativ kleiner Teil der Menschen auf die Einnahme von

Amphetaminen und anderen Substanzen mit einer Manie oder einer Psychose reagiert. Wahrscheinlich entscheidet die Veranlagung darüber, ob jemand solche Erkrankungen entwickelt oder nicht. Welche Gene hierfür verantwortlich sind, ist bisher allerdings nicht bekannt. Man geht jedoch davon aus, dass mehrere Gene in noch unbekannter Form zusammenwirken. Bisher gibt es noch keine Möglichkeit, zum Beispiel durch genetische Tests vorauszusagen, bei wem sich nach Amphetamin-Einnahme eine psychische Störung entwickeln wird und bei wem nicht. Daher bleibt dies immer ein unkalkulierbares Risiko.

Zweitens kann die Hirnreifung gestört werden, wenn Kinder und Jugendliche Hirndoping-Medikamente regelmäßig einnehmen. Da sich das kindliche und jugendliche Gehirn in einem ständigen Veränderungs- und Wachstumsprozess befindet, kann es hier zu gravierenden Schäden kommen. In einer gut kontrollierten Verlaufsstudie über drei Jahre, die die Arbeitsgruppe der bekannten US-amerikanischen Suchtforscherin Nora D. Volkow durchgeführt hat, zeigten James Swanson und Mitarbeiter im Jahr 2007, dass es durch die Einnahme von Stimulanzien wie Methylphenidat oder Amphetaminen im Rahmen einer ADHS-Behandlung bei Kindern zu einer Wachstumsverzögerung des Gehirns kam. Es ist sehr wahrscheinlich, dass auch der Einsatz von Hirndoping-Substanzen bei Gesunden zu solchen Problemen führen könnte – ein starkes Argument dafür, dass Hirndoping gerade bei Kindern und Jugendlichen nicht angewandt werden sollte.

In der Zukunft könnte aber auch noch eine andere Problematik auftreten, die immer wieder diskutiert wird. Nehmen wir einmal an, uns stünde ein Medikament zur Verfügung, das bei Gesunden die Lernfähigkeit dramatisch verbessern würde und gut verträglich wäre. Wäre es da nicht denkbar, dass nicht nur das, was wir gerne und nützlicherweise lernen wollen, besser in unserem Gedächtnis verankert wird, sondern auch das, was unerwünscht ist? Würden zum Beispiel auch Schmerzen oder traumatische Erfahrungen schneller gelernt beziehungsweise schneller in unserem Gedächtnis verankert? Ein nicht ganz abwegiges Szenario, wie man in einem Versuch mit Mäusen zeigen konnte. Ya-Ping Tang und Joe Tsien hatten 1999 genetisch veränderte Mäuse gezüchtet, die aufgrund der verstärkten Bildung der Untereinheit eines Glutamatrezeptors nicht nur besser lernten, sondern sich offenbar auch schmerzhafte Ereignisse besser merken konnten. Die genetisch veränderten Tiere zeigten auch bei schmerzlosen Reizen eine verstärkte Abwehrhaltung, wenn ihnen in der gleichen Körperregion einige Tage vorher eine schmerzhafte Spritze gegeben wurde. Genauso reagierten sie auch bei allen anderen Körperstellen.

Außerdem kam es bei schmerzhaften Reizen zu einer verstärkten Gehirnaktivität in einer Region, die für die Gedächtnisbildung verantwortlich ist, nämlich im Hippocampus. Diese Experimente bei Tieren zeigen beispielhaft, mit welchen Problemen wir in Zukunft bei gedächtnisfördernden Substanzen möglicherweise rechnen müssen.

FÜHRT HIRNDOPING ZU SELBSTÜBERSCHÄTZUNG UND RISKANTEM VERHALTEN? Eine nicht unbedeutende Nebenwirkung ist die Überschätzung der eigenen Fähigkeiten, die zu Kontrollverlusten führen kann. Gurtman und Kollegen untersuchten 2008 die Effekte von 300 mg Modafinil auf das Fahrverhalten. Die Probanden waren über Nacht wach gehalten worden, danach wurden ihre Fahrleistungen in einem Fahrsimulator getestet. Im Vergleich zu vielen anderen Studien wurden neben der objektiven Erfassung der Fahrqualität, zum Beispiel der Schwierigkeiten, die Spur oder Geschwindigkeit zu halten, verlängerte Reaktionszeiten oder die Häufigkeit des Abkommens von der Straße, auch die subjektive Einschätzung der Fahrfähigkeit erhoben. Zunächst wurde die Beobachtung vieler anderer Studien bestätigt, dass Modafinil Müdigkeit beseitigen und dadurch zu einer besseren Fahrtüchtigkeit führen kann. Allerdings schätzten die Studienteilnehmer ihre Fahrfähigkeit beim Fahren kurzer Strecken – vor allem, was das Halten der Spur anging – besser ein, als die objektiv gemessene Fahrtüchtigkeit real war. Dies interpretierten die Autoren als eine Überschätzung der eigenen Fähigkeiten, die dazu führen könnte, dass Personen unter Hirndoping größere Risiken in Kauf nehmen und sich und andere damit gefährden.

Leider kein theoretischer Test, sondern tragische Realität war ein Zwischenfall, der sich im Jahr 2002 in Afghanistan zutrug. Hier töteten zwei amerikanische Soldaten in einem »friendly fire« vier kanadische Soldaten, die sich auf einem Trainingsgang befanden. Die Soldaten hatten anschließend angegeben, das Amphetaminpräparat Dexedrine® zum militärischen Hirndoping eingenommen zu haben. Die Einnahme dieses Medikamentes hatte mutmaßlich dazu beigetragen, die Lage falsch einzuschätzen beziehungsweise die Kontrolle über die Lage zu verlieren. Interessanterweise waren die Verteidiger der beiden Soldaten im späteren Prozess der Auffassung, die Piloten könnten aufgrund der Einnahme der Amphetamine nicht für ihre Handlungen verantwortlich gemacht werden. Es wurde argumentiert, dass die Amphetamine die Integrität der Soldaten gestört hätten. Als Folge seien sie nicht mehr in der Lage gewesen, Handlungen als ihre eigenen zu erleben und damit Verantwortung für ihr Tun zu übernehmen.

MACHT HIRNDOPING ABHÄNGIG?

Lassen Sie mich, bevor ich das Suchtpotenzial der einzelnen Hirndoping-Medikamente bespreche, zunächst erläutern, was es bedeutet, von einem Medikament abhängig zu sein. In der internationalen Klassifikation der Erkrankungen (IDC–10) gibt es genaue Kriterien, wann man von einer Sucht- oder Abhängigkeitserkrankung spricht. Mindestens drei der folgenden Kriterien müssen gleichzeitig zutreffen, und zwar innerhalb des letzten Jahres.

1. Ein starker Wunsch oder eine Art Zwang, eine Substanz mit Wirkung auf das Gehirn zu konsumieren.
2. Eine verminderte Kontrollfähigkeit bezüglich des Beginns, der Beendigung oder der Menge des Konsums.
3. Ein körperliches Entzugssyndrom bei Beendigung oder Verringerung des Substanzgebrauchs.
4. Der Nachweis einer Toleranz, die dadurch gekennzeichnet ist, dass zunehmend höhere Dosen erforderlich sind, um die ursprünglich durch niedrigere Dosen erreichten Wirkungen hervorzurufen.
5. Eine fortschreitende Vernachlässigung anderer Vergnügungen oder Interessen zugunsten des Substanzgebrauchs oder ein erhöhter Zeitaufwand zur Substanzbeschaffung oder um sich von den Folgen zu erholen.
6. Ein anhaltender Substanzgebrauch trotz Nachweis eindeutiger schädlicher Folgen.

Von Missbrauch einer Substanz dagegen spricht man nach der Definition der ICD–10, wenn die Einnahme der Substanz zu einem psychischen oder körperlichen Schaden führt und die Einnahme trotzdem fortgesetzt wird. Von einer missbräuchlichen Anwendung einer Substanz kann man aber auch dann sprechen, wenn sie nicht dafür eingesetzt wird, wofür sie gedacht ist, wie es beim Hirndoping der Fall ist.

Betrachtet man die Gefahr einer Abhängigkeitsentwicklung, muss man zunächst einmal festhalten, dass bei weitem nicht alle Menschen in eine Abhängigkeit geraten, wenn sie Hirndoping-Substanzen konsumieren, und dass die Gefahr einer Abhängigkeitsentwicklung von Substanz zu Substanz sehr unterschiedlich ist. Die größte Abhängigkeitsgefahr besteht bei den Amphetaminen, gefolgt von Methylphenidat. Das Abhängigkeitsrisiko bei Modafinil, Antidementiva oder Antidepressiva dagegen ist als gering einzuschätzen. Dennoch gilt auch für die Amphetamine und Methylphenidat, dass Millionen von Erwachsenen und Kindern diese Substanzen zum Beispiel zur Behandlung von ADHS gebrauchen, ohne dass eine Abhängigkeit entsteht. Trotzdem kommen Missbrauch und Abhängigkeitsentwicklungen vor. Nach dem Gebrauch von Cannabis stehen in Deutschland Missbrauch und Abhängigkeit von Amphetaminen einschließlich Ecstasy an zweiter Stelle, so die Angaben des »Jahrbuchs Sucht« 2009.

Warum entwickelt sich aber bei manchen Menschen eine Abhängigkeit und bei anderen nicht? Dafür sind neben ungünstigen Umweltbedingungen im Wesentlichen drei Faktoren entscheidend: die Veranlagung, die eingesetzte Dosis und Regelmäßigkeit der Einnahme sowie der Verabreichungsweg der Substanzen.

Wir wissen heute, dass die Gefahr, dass jemand bei Einnahme eines Suchtmittels eine Abhängigkeit entwickelt, viel mit seiner Veranlagung zu tun hat. Etwa 50 Prozent des Risikos, abhängig zu werden, wird durch anlagebedingte, genetische Faktoren bestimmt. Dies kann nicht oft genug wiederholt werden, da eine Suchtentwicklung bei Amphetaminen, Cannabis oder Alkohol immer noch häufig als rein moralisches Versagen der Konsumenten angesehen wird. Leider kennen wir bisher die verantwortlichen Risikogene für eine Abhängigkeitsentwicklung nicht, so dass sich im Einzelfall das Suchtrisiko einer Person auch nicht vorhersagen lässt. Es bleibt also bei Substanzkonsum immer ein unkalkulierbares Risiko einer Abhängigkeitsentwicklung – nur wenn man die Substanzen nicht konsumiert, ist man wirklich auf der sicheren Seite.

Weiterhin ist die Suchtgefahr von der eingenommenen Dosis abhängig. Bei niedrig eingesetzten Dosen von zum Beispiel bis zu 20 mg D-Amphetamin und bei gelegentlicher Einnahme ist die Suchtgefahr relativ gering. Wie ich im vierten Kapitel beschrieben habe, wird bei solchen Dosen der Botenstoff Dopamin gleichmäßig freigesetzt, was zu einer Steigerung von Aufmerksamkeit, Konzentration und Wachheit führt. Bei höheren Dosen jedoch wird mehr Dopamin ausgeschüttet, wodurch euphorische Zustände ausgelöst werden können. Der Wunsch nach Wiederholung solcher Erlebnisse kann dann schnell zu einer wiederholten Einnahme und schließlich zu Abhängigkeit führen. Auch hier gilt wieder, dass nur der völlige Verzicht auf die Substanzen sicher vor Abhängigkeit schützt.

Besonders hoch ist das Suchtrisiko der Amphetamine dann, wenn sie nicht in Tablettenform konsumiert werden, sondern geraucht oder nach Auflösung in die Blutgefäße gespritzt werden. Dies sind die bevorzugten Verabreichungswege von Drogenabhängigen. Diese Form der Einnahme ist deshalb so gefährlich, weil durch diese Verabreichungswege das Amphetamin sehr schnell ins Gehirn gelangt und Dopamin damit »explosionsartig« freigesetzt wird, was zu einem »Rausch« oder »Flash« mit sehr starken euphorischen Gefühlen führt. So schnell wie der Rausch auftritt, lässt er aber auch wieder nach, und es bleiben Unruhe und Nervosität zurück, die sich zu Depressionen und psychotischen Zuständen steigern können. Daraus entwickeln sich sehr häufig einerseits ein unwiderstehlicher Drang, die Drogenerfahrung zu wiederholen, und andererseits der Wunsch, die unangenehmen Absetzphänomene aufzuheben. Darüber hinaus besteht die Gefahr, dass sich eine Toleranz entwickelt und die Dosis immer mehr gesteigert werden muss, um die gewünschten Effekte wieder zu erleben.

Bei Tabletteneinnahme dagegen wird Dopamin, wie gesagt, gleichmäßig freigesetzt, so dass es zu einer gleichmäßigen Stimulierung von Wachheit, Konzentration und Aufmerksamkeit kommt. Der Konsum von Amphetaminen in Form von Tabletten ist damit überraschend sicher. In den USA wird derzeit eine Diskussion geführt, ob Amphetamine weiterhin so streng reguliert werden sollen wie zum Beispiel Heroin. Da Amphetamine unter den oben genannten Umständen jedoch ein hohes Missbrauchs- und

Abhängigkeitspotenzial haben, unterstehen sie meines Erachtens in Deutschland zu Recht dem Betäubungsmittelgesetz.

Bei Methylphenidat ist die Suchtgefahr deshalb weniger relevant, da es weniger stark Dopamin freisetzt. Außerdem kommen zunehmend Präparate auf den Markt, die Methylphenidat nur sehr langsam, also retardiert, freisetzen. Dies verhindert die Gefahr einer starken Dopaminausschüttung und macht gleichzeitig das Rauchen und das Auflösen der Substanz, um es in die Vene zu spritzen, unmöglich. Durch die retardierte Freisetzung wird Methylphenidat also gleichmäßig ins Blut abgegeben, wodurch Blutspiegel ohne gefährliche Spitzen mit hohen Substanzkonzentrationen vorliegen. Das senkt sehr stark die Suchtgefahr, da euphorische Zustände so zuverlässig ausbleiben. Auch bei Modafinil ist die Suchtgefahr eher als gering einzuschätzen, das es nur inkomplett den Dopamintransporter blockiert und so eine starke Dopaminausschüttung ausbleibt.

Interessanterweise zeigte sich in der im dritten Kapitel ausführlich vorgestellten US-amerikanischen Studie, dass bei den Studierenden, die Stimulanzien wie Amphetamine oder Methylphenidat zum Hirndoping einsetzten, auch ein vermehrter Alkohol- und Drogengebrauch vorlag. Dies könnte auf zweierlei Art und Weise interpretiert werden: Zum einen könnte es bedeuten, dass Studierende, die bezüglich legaler und illegaler Drogen risiko- und experimentierfreudiger sind, mit höherer Wahrscheinlichkeit auch Amphetamine zum Hirndoping einsetzen. Zum anderen könnten Amphetamine auch eine Art Einstiegsdroge darstellen, die die Wahrscheinlichkeit, andere illegale Drogen zu konsumieren, erhöht. Welche der beiden Interpretationen richtig ist, kann aufgrund der gegenwärtig vorliegenden Studienlage nicht entschieden werden.

HIRNDOPING UND KREATIVES DENKEN

Medikamente zum Hirndoping führen im Wesentlichen zu einer Verbesserung von Aufmerksamkeitsleistungen, Konzentration und Wachheit. Die Aufmerksamkeit wird fokussiert, man kann sich auf eine Sache voll und ganz konzentrieren und wird weniger durch andere Reize abgelenkt. Dies kann beim Lernen für eine Prüfung durchaus hilfreich sein, das kreative Denken kann dadurch aber gestört werden.

Als Kreativität bezeichnet man einen Prozess, in dem auf den ersten Blick irrelevante oder nicht miteinander in Beziehung stehende Informationen genutzt werden. Daraus resultiert dann die Lösung eines Problems oder die Entwicklung einer Idee. Kreativ ist man also nicht dann, wenn man angestrengt alle Geisteskräfte auf eine Sache fokussiert, sondern – wie der Mathematiker Poincaré (1854–1912), der sich mit dem Phänomen der Kreativität beschäftigte, betonte – wenn der Geist »frei laufen gelassen« wird. Sie kennen das sicher von sich selbst, dass Ihnen die guten Gedanken nicht dann einfallen, wenn sie angestrengt nach einer Lösung suchen, sondern wenn die Gedanken frei flottieren und sie gar nicht auf eine Lösung aus sind. Kreative Gedanken entstehen oft bei der Ausübung eher langweiliger oder automatisch ablaufender Tätigkeiten, beim Duschen, beim Rasieren oder Spazierengehen. Hier kann der Geist, unterstützt durch die gleichmäßige motorische Aktivität, in einen Zustand der freien Assoziation gelangen, der kreative Gedankengänge ermöglicht.

Man kann es auch anders ausdrücken: Die Fähigkeit, kreativ zu denken, scheint gerade durch ein gewisses Maß an Ablenkbarkeit gekennzeichnet zu sein. Damit ist nicht die Ablenkung durch andere Menschen gemeint, sondern die Ablenkung durch die eigenen Gedanken. Palladino hat in einer wissenschaftlichen Untersuchung aus dem Jahr 1999 beschrieben, dass Menschen, die an ADHS leiden, zwar häufig unfokussiert denken, dass sie dadurch aber gleichzeitig auch kreativ sind. In einer anderen Untersuchung aus dem Jahr 2006 zeigten Healy und Rucklidge, dass von einer Gruppe von sehr kreativen Kindern 40 Prozent die Diagnosekriterien eines ADHS erfüllten. Die Probleme der ADHS-Kinder sind also auch mit Vorteilen verbunden – zumindest bezüglich der Fähigkeit zum kreativen Denken.

Gibt es aber auch wissenschaftliche Untersuchungen, die beweisen, dass Amphetamine und andere Hirndoping-Substanzen Kreativität behindern können? Martha Farah von der University of Pennsylvania in Philadelphia, USA, veröffentlichte im Jahr 2009 zu diesem Thema einen Artikel mit der Überschrift: »When we enhance cognition with Adderall, do we sacrifice creativity?« Sie untersuchte eine Gruppe von sechzehn jungen und gesunden Versuchspersonen, die verschiedene Kreativitätstests durchführen mussten, wobei acht der Probanden Adderall® (ein Amphetamin-

Präparat, das nur in den USA zur Behandlung von ADHS zugelassen ist) und acht ein Placebo erhielten. Ein Beispiel für einen solchen Kreativitätstest ist der sogenannte »Remote Association Task«, bei dem die Versuchspersonen drei Begriffe genannt bekommen und dann eine Minute Zeit haben, einen Begriff zu finden, der mit allen assoziiert ist. Beispiel: Manieren, Runde, Tennis – Lösung: Tisch. Ein weiteres Beispiel ist der »Group Embedded Figures Task«, bei dem die Versuchspersonen aus bestimmten geometrischen Formen vorgegebene Figuren legen müssen. Bei der Auswertung der Testergebnisse zeigte sich tatsächlich, dass die Gabe des Amphetamins kreative Leistungen behinderte, wobei die Testleistung aber auch abhängig von der Ausgangsleistung der Versuchspersonen war. So war die Störung der Kreativität durch Adderall® bei denjenigen Personen besonders stark ausgeprägt, die eine hohe kreative Ausgangsleistung zeigten.

RECHTLICHE RAHMENBEDINGUNGEN VON HIRNDOPING

Dürfen gesunde Menschen Medikamente anwenden, um die Leistungsfähigkeit ihres Gehirns zu verbessern? Ist es verboten, vor Prüfungen eine Substanz einzunehmen, um wacher und konzentrierter zu sein? Darf ein Gesunder überhaupt Medikamente besitzen und ist deren Weitergabe strafbar? In diesem Abschnitt möchte ich mich den rechtlichen Rahmenbedingungen von Hirndoping zuwenden.

Anders als beim Doping im Sport gibt es beim Hirndoping keine ausdrücklichen gesetzlichen Regelungen, die den Gebrauch erlauben oder verbieten. Beim Doping im Sport ist nach dem Arzneimittelgesetz das Inverkehrbringen, das Verschreiben oder das Anwenden von Arzneimitteln bei anderen Menschen zu Dopingzwecken strafbar. Seit Ende 2007 ist auch der Besitz einer nicht geringen Menge von Dopingmitteln zu Dopingzwecken verboten und strafbar. Daneben gibt es auch die Regelungen der »World anti-doping agency« (WADA) beziehungsweise für den deutschen Sport das Anti-Doping-Regelwerk der Nationalen Anti-Doping-Agentur (»NADA-Code«) und einige andere Antidoping-Ordnungen, die unter anderem genau festlegen, was Doping ist und wie Verstöße sportrechtlich zu ahnden sind.

Wie aber ist beim Hirndoping die Rechtslage? Ist die Einnahme von Hirndoping-Substanzen durch gesunde Menschen strafbar?

Und wie sieht es aus, wenn man Hirndoping ganz gezielt einsetzt, um bei Prüfungen besser zu sein? Die typische Juristenantwort lautet: Das kommt darauf an. Zunächst einmal unterscheiden wir bei Medikamenten danach, ob sie frei verkäuflich, apothekenpflichtig oder verschreibungspflichtig sind oder ob sie unter das Betäubungsmittelgesetz fallen. Die frei verkäuflichen Arzneimittel kann man – wie der Name schon sagt – überall, also vor allem außerhalb von Apotheken kaufen. Welche Medikamente das sind, bestimmt die Verordnung über apothekenpflichtige und frei verkäufliche Arzneimittel, die die grundlegenden Vorschriften im Arzneimittelgesetz konkretisiert. Diese Verordnung legt gleichzeitig auch fest, welche Medikamente nur in Apotheken verkauft werden dürfen. Bei diesen Medikamenten geht der Gesetzgeber davon aus, dass der Verkauf besonderer Beratung und einer gewissen Kontrolle bedarf, so dass diese nur in der Apotheke, sozusagen »mit mahnenden Worten«, über den Ladentisch gehen dürfen. Das ist zum Beispiel in den USA ganz anders: Wer dort einmal einen Supermarkt aufgesucht hat, wundert sich über das große Sortiment an Arzneimitteln. So kann man dort Kopfschmerztabletten in riesigen Einheiten von 500 Stück kaufen. Wollte man eine solche Menge hierzulande in einer Apotheke erwerben, würde man sie – zu Recht, wie ich finde – von keinem Apotheker erhalten.

Die frei verkäuflichen Substanzen, zu denen auch pflanzliche Produkte wie Extrakte des Baumes Ginkgo biloba (zum Beispiel Tebonin®) gehören, nennt man auch »OTC-Arzneimittel« (von englisch OTC = »over the counter«). Nach den Regelungen im Arzneimittelgesetz handelt es sich um Arzneimittel, die bei bestimmungsgemäßem Gebrauch die Gesundheit des Anwenders nicht gefährden, auch wenn sie ohne ärztliche Überwachung eingenommen werden. Verbote und strafrechtliche Sanktionen gibt es hier also nicht. Und weil sie nicht verschreibungspflichtig sind, fallen sie auch nicht unter meine Definition von Hirndoping (siehe Kapitel 1).

Deshalb konzentriere ich mich auf die verschreibungspflichtigen Medikamente, zu denen zum Beispiel Modafinil, Antidementiva oder Antidepressiva gehören. Ihre Verschreibungspflicht soll den Patienten vor unmäßigen Nebenwirkungen und vor dem Missbrauch von Arzneimitteln schützen. Welche Medikamente verschreibungspflichtig sind, regelt das Arzneimittelgesetz und die dazugehörige Verordnung. Das Arzneimittelgesetz wendet sich in erster Linie an Ärzte, Pharmahersteller und Apotheker und sichert vor allem die Abgabe, Herstellung, Qualität und den Umgang mit Arzneimitteln.

Wie verhält es sich also mit der Einnahme von verschreibungspflichtigen Medikamenten durch Gesunde? Verschreibt ein Arzt einem gesunden Menschen Medikamente zum Hirndoping, ist das für denjenigen, der die Pillen schluckt, keine Straftat, denn er hat ja ein ärztliches Rezept. Und darüber hinaus ist nach deutschem Recht die Selbstschädigung auch nicht strafbar. Anders sieht es aber für den Arzt aus. Wenn er weiß, dass ein gesunder Mensch Medikamente zum Hirndoping einsetzt, oder wenn er Hirndopingmittel zum Beispiel auf Privatrezept verschreibt oder weitergibt, dann kann er sich unter Umständen nach dem Arzneimittelgesetz strafbar machen. In jedem Fall aber muss er ausführlich bezüglich Wirkungen und Nebenwirkungen der Substanzen aufklären. Dies kann aufgrund der oben ausgeführten fehlenden Sicherheitsdaten aber grundsätzlich schwierig sein. Die zentrale Rolle der Ärzte bei der Verbreitung von Hirndoping wird damit deutlich.

Aber wie ist es mit der in der letzten Zeit immer häufiger werdenden Methode, sich verschreibungspflichtige Medikamente über das Internet zu besorgen? Während in Deutschland eine Übersendung der Medikamente nur gegen Vorlage des Rezeptes erfolgt, gibt es einige in- und außereuropäische Staaten, in denen man verschreibungspflichtige Medikamente via Internet ohne Rezept erhält. Täuschen Sie sich nicht: Das ist und bleibt in Deutschland eine Straftat, die mit Geldstrafe oder Freiheitsstrafe bis zu drei Jahren geahndet werden kann. Für diejenigen, die Viagra® in der Vergangenheit über das Internet bestellt haben, gab es häufig ein böses Erwachen, wenn erst der Zoll bei ihnen anrief und – natürlich gegen Kostenerstattung – ihre bestellten Medikamente vernichtete und danach noch die Staatsanwaltschaft ein Ermittlungsverfahren gegen sie einleitete. Zu bedenken ist auch, dass über das Internet immer mehr gefälschte Arzneimittel vertrieben werden, die entweder wirkungslos sind oder die – im schlimmeren Falle – gefährliche Nebenwirkungen haben können.

Gleiches gilt für Betäubungsmittel, wie etwa Amphetamine und Methylphenidat, nur dass hier die Regelungen noch strenger sind. Betäubungsmittel darf der Arzt nur verschreiben, wenn dies medizinisch notwendig ist, und sie dürfen nur gegen Vorlage eines besonderen, sogenannten Betäubungsmittelrezeptes in der Apotheke abgegeben werden. Ein gesunder Mensch, der ohne eine wirksame Erlaubnis Betäubungsmittel besitzt oder sie sich per Internet oder beim Dealer um die Ecke besorgt, macht sich strafbar. Solche Vergehen können mit einer Geldstrafe oder Freiheitsstrafe bis zu fünf Jahren geahndet werden, in besonders schwerwiegenden Fällen kann sich die Strafe sogar noch erhöhen. Das Gleiche gilt für den Arzt, der ein Rezept für Betäubungsmittel ausstellt, obwohl es keine medizinische Notwendigkeit gibt. Er handelt – aus Sicht des Betäubungsmittelgesetzes – faktisch wie ein Dealer und kann deshalb – abgesehen davon, dass er auch noch wegen Körperverletzung belangt werden kann – zu Strafen in dem eben erwähnten Ausmaß verurteilt werden. Ganz zu schweigen davon, dass er natürlich auch gegen das ärztliche Standesrecht handelt und deshalb seine Approbation verlieren kann.

Lassen Sie mich noch zu einem Punkt kommen, den ich oben schon kurz angetippt habe: die Frage, ob Hirndoping bei Prüfungen verboten ist. Moralisch mag es allemal verwerflich sein, wenn man sich mit künstlichen Stoffen einen unlauteren Vorteil gegenüber den Mitprüflingen verschafft. Aber ist das auch verboten? Die Rechtsanwälte Wolfgang Zimmerling und Robert Brehm haben in einer Übersichtsarbeit in der Zeitschrift *Forschung und Lehre*, dem Mitteilungsblatt des Deutschen Hochschulverbandes, im Jahr 2008 auf die fehlende Rechtsgrundlage gegen Hirndoping in Prüfungen hingewiesen. Die Prüfungsordnungen sehen zwar Regelungen für den krankheitsbedingten Rücktritt und für Täuschungsversuche vor, nicht jedoch für den Umstand, dass während einer Prüfung Dopingmittel eingesetzt wurden. Da in den Prüfungsordnungen keine Rechtsgrundlage geschaffen wird, könne auch keine Rechtsfolge für ein mögliches Doping entstehen. Das bedeutet, dass ein Prüfling, der leistungssteigernde Medikamente eingenommen hat, nicht dafür bestraft oder von der nächsten Prüfung ausgeschlossen werden kann.

Denkbar wäre, Hirndoping vor oder während einer Prüfung als Täuschungshandlung zu interpretieren. Hier wird man aber mit den bestehenden rechtlichen Regeln nicht wirklich erfolgreich sein. Allerdings wird in den meisten Prüfungsordnungen der Besitz oder das Mitführen eines zu Täuschungszwecken generell geeigneten Hilfsmittels im Prüfungsraum als eine Täuschungshandlung angesehen. Häufig wird das nicht genauer beschrieben. In den juristischen Prüfungsordnungen beziehungsweise Hilfsmittelbekanntmachungen, wie etwa in Bayern, finden wir genaue Festlegungen, was zulässige Hilfsmittel sind. Alle darüber hinausgehenden Hilfsmittel sind nicht zugelassen und ihre Benutzung wird als »Unterschleif«, also als Täuschung, gewertet und führt zur Ungültigkeit der Prüfung. Man könnte sich auf den Standpunkt stellen, dass die Einnahme von leistungssteigernden Medikamenten als unzulässiges Hilfsmittel anzusehen ist, was jedenfalls bei den juristischen Prüfungen als Täuschung zu werten wäre. Konsequenter wäre es wohl, künftig in allen Prüfungsordnungen die Einnahme von Medikamenten zum Hirndoping vor oder während der Prüfung als unzulässigen Täuschungsversuch mit aufzunehmen und zu ahnden. Wie gut man eine solche Medikamenteneinnahme nachweisen kann, steht allerdings auf einem anderen Blatt. Aber wer sich vor einer Prüfung mit Medikamenten dopt, handelt dann gleichzeitig auch auf eigenes Risiko. Die Autoren des oben erwähnten Artikels kommen aber zusammenfassend zu dem Schluss, dass Doping vor einer Prüfung mangels Verbotsnorm derzeit legal ist.

NATÜRLICHE GRENZEN DER LEISTUNGSSTEIGERUNG

Die eigene Leistung lässt sich nicht unbegrenzt steigern. Jeder Phase intensiver Leistungserbringung, zum Beispiel vor dem Examen oder vor dem Abschluss eines Projekts im Beruf, muss eine Phase folgen, in der sich Körper und Geist wieder erholen können. Die Amerikaner bezeichnen diese natürliche Begrenzung der Leistungsfähigkeit mit dem Slogan »There is no free lunch«. Bei meinen Internetrecherchen stieß ich auf einen dazu passenden Kommentar einer Person, die Amphetamine zum Hirndoping eingesetzt hatte. Sie schrieb: »The downside of the straight stimulant is that there is no free lunch, one is robbing Peter to pay Paul and after a period of higher energy there is an inevitable letdown and one must rest and recharge.« Treffender kann man es nicht ausdrücken. Nach jeder Phase langer Wachheit, fokussierter Aufmerksamkeit und Konzentration brauchen Körper und Geist eine Erholungsphase, um auszuruhen und die »Batterien wieder aufzuladen«. Irgendwo und irgendwann holt sich der Körper alles wieder zurück, um langfristig leistungsfähig zu bleiben. Die Vorstellung, dass man unbegrenzt seine Leistung steigern kann, ist sicher falsch.

Betrachtet man Menschen, die in einem Bereich besonders leistungsfähig sind, fällt auf, dass sie meist in anderen Bereichen Defizite aufweisen – so als würde die Natur dafür sorgen, dass keine menschliche Fähigkeit zu stark werden kann beziehungsweise dass sich unter dem Strich gut und weniger gut ausgebildete Persönlichkeitsanteile die Waage halten.

Die sogenannten Savants, die wir bereits im zweiten Kapitel kennengelernt haben, besitzen zwar extreme Inselbegabungen, wie unglaubliche Rechen- oder Gedächtnisfähigkeiten, sie weisen aber Störungen in anderen Funktionsbereichen auf. Solche Menschen sind häufig Autisten – wie auch der erwähnte Daniel Tammet, der das Buch *Wolkenspringer* veröffentlichte. Tammet spricht zehn Sprachen, kann in einer Woche eine neue Sprache lernen und jeden Wochentag zu einem beliebigen Datum der letzten Jahrhunderte nennen. Gleichzeitig hat er jedoch erhebliche Schwierigkeiten, sich Gesichter zu merken, weshalb er sich von Freunden und Bekannten Fotos machen muss, um diese wiederzuerkennen. Er ist auch nicht in der Lage, Auto zu fahren, da er zu viele Details wahrnimmt und er dadurch die relevanten Objekte nicht herausfiltern kann.

Ein weiteres Beispiel ist die von Parker und Kollegen im Jahr 2006 beschriebene Patientin mit dem Detailgedächtnis. Sie kann sich an alle Begebenheiten ihres Lebens seit der Jugendzeit erinnern. Diese enormen Gedächtnisfähigkeiten gehen bei dieser Patientin mit Symptomen einer Depression und einer Zwangsstörung einher.

Es gibt aber noch weitere Untersuchungen, die darauf hinweisen, dass sich unsere Leistungsfähigkeit aus biologischen Gründen nicht unbegrenzt steigern lässt. Dazu gehört eine Beobachtung, die Jerkes und Dodson bereits 1908 gemacht hatten. Sie fanden heraus, dass ein umgekehrt U-förmiger Zusammenhang zwischen physiologischer Aktivierung und Leistungsfähigkeit besteht. Was bedeutet das?

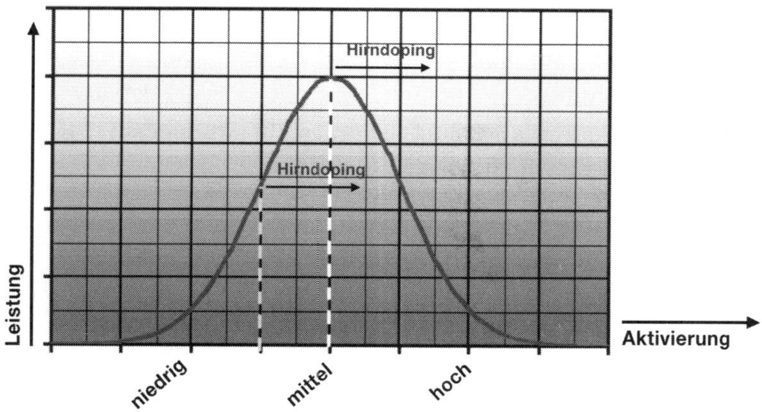

Abbildung 2: Umgekehrt U-förmige Kurve zum Zusammenhang von physiologischer Aktivierung und Leistungsfähigkeit

Die beiden Wissenschaftler beobachteten, dass bei niedriger Aktivierung des Organismus, etwa im Schlaf oder in entspannter Ruhe, die Leistungsfähigkeit relativ gering bleibt. Das macht Sinn, denn in Phasen niedriger Aktivierung erholt sich der Körper und sollte nicht zu viel Energie verbrauchen. Bei einem mittleren Maß an Aktiviertheit, also zum Beispiel bei einer Arbeit, bei der man etwas aufgeregt und angespannt ist, kann die Leistung bis zu einem Spitzenwert gesteigert werden. Ein bisschen Aufregung ist für die optimale Demonstration der eigenen Fähigkeiten also förderlich, dann kann man das Maximale an Leistung zeigen. Das kennt bestimmt jeder aus eigener Erfahrung

Steigt das Erregungsniveau aber noch weiter an, ist man zum Beispiel bei einer Präsentation zu aufgeregt, knickt die Leistung ein. Im Kopf bildet sich ein gedankliches und emotionales Chaos, das bis zum »black out« führen kann. In Abbildung 2 ist dieser Zusammenhang schön dargestellt. Unsere Leistung ist dann am besten, wenn sich unser Anspannungsgrad in einem mittleren Bereich befindet, schlechtere Leistungen erbringen wir dann, wenn wir ganz entspannt oder sehr aufgeregt sind.

Überträgt man diese Beobachtung auf die Einnahme von Hirndoping-Medikamenten, dann leuchtet ein, dass deren Wirkung vom individuellen Aktivierungsgrad einer Person abhängig ist. Bin ich also physiologisch eher untererregt, zum Beispiel sehr müde, kann die Einnahme eines stimulierenden Medikaments zu einer Leistungssteigerung führen. Entsprechend dem Verlauf der umgekehrt U-förmigen Kurve steigt das Leistungsniveau an. Befinde ich mich allerdings schon auf einem recht hohen Erregungsniveau, kann die Einnahme des gleichen Medikamentes negative Effekte haben. Da die Erregung weiter ansteigt, nimmt die Leistungsfähigkeit entsprechend dem Kurvenverlauf ab. Diesen Effekt kann man tatsächlich bei einigen der oben genannten Medikamente wissenschaftlich beweisen. So wiesen mehrere Studien nach, dass die Wirkung von Modafinil vom Leistungsniveau der untersuchten Probanden abhängig war. Zeigten die Probanden eine schwache Ausgangsleistung, konnte durch Modafinil die Leistung gesteigert werden; bei anfänglichem Maximalniveau dagegen verschlechterten sich die Leistungen nach Einnahme des Medikamentes.

Dieser umgekehrt U-förmige Zusammenhang hat wahrscheinlich auch etwas mit der Verfügbarkeit des Botenstoffes Dopamin zu tun. Dies konnte erstmals 1997 in einer Untersuchung der Arbeitsgruppe von Martha Farah vom Center for Cognitive Neuroscience der University of Pennsylvania in Philadelphia, USA, demonstriert werden. In dieser Studie (Kimberg et al. 1997) zeigte sie zusammen mit Daniel Kimberg und Mark D'Esposito, dass Bromocriptin, ein Medikament, das den Botenstoff Dopamin stimuliert, je nach Ausgangsleistung zu einer Verbesserung oder Verschlechterung der geistigen Leistungsfähigkeit führt.

Ähnliche Effekte können auch durch unterschiedliche Medikamentendosen erreicht werden. Relativ niedrige Dosen von Amphetaminen führen zu einer Steigerung von Konzentration und Aufmerksamkeit, während hohe Dosen diese eher verschlechtern und Unruhe hervorrufen. Dies habe ich bereits in Kapitel 4 beschrieben.

Offenbar gibt es biologische Grenzen für eine unbegrenzte Leistungssteigerung. Warum aber hat die Natur eine solche Begrenzung geschaffen? Warum ist die Evolution nicht schneller fortgeschritten und hat dafür gesorgt, dass sich geistige Spitzenleistungen schneller weitervererben? Ist besondere Klugheit – zumindest evolutionär gesehen – vielleicht gar kein erstrebenswerter Zustand? Vielleicht hat es ja sein Gutes, dass wir nicht alle Savants sind?

Hier hilft ein Blick in die Biologie. Im Labor von Tadeusz Kawecki von der Universität in Lausanne wurden von Burger und Kollegen Taufliegen darin trainiert, zwischen zwei Sorten von Marmelade richtig zu unterscheiden, einer wohlschmeckenden und einer mit einem Bitterstoff versetzten Marmelade. Sie züchteten diejenigen Fliegen, die die wohlschmeckende von der bitteren Marmelade sicher unterscheiden und sich auch noch einige Stunden später richtig daran erinnern konnten, immer weiter. Ihr Ziel war es, durch Weiter-Kreuzung der jeweils schlauen Fliegen immer schlauere Fliegen zu züchten. Sie stellten also einen künstlichen Überlebensvorteil für schlaue Fliegen her. Dieses Experiment wiederholten die Wissenschaftler immer wieder und züchteten nach 24 Generationen tatsächlich eine Fliegenvariante, die im Vergleich mit ihren normalen Artgenossen schneller lernte und sich das Gelernte auch schneller merken konnte: also eine »superintelligente« Fliege. Nun könnte man denken, dass die Evolution die Fortpflanzung dieser Super-Fliegen fördern müsste. Doch dies ist keinesfalls so. Vielmehr wuchsen die Larven dieser »schlauen« Fliegen viel langsamer als die Larven »dummer« Fliegen – bei knappem Futterangebot ein klarer Nachteil für die Überlebenschance der schlauen Fliegen. Offenbar ging die erhöhte »Intelligenz« der Fliegen mit einem klaren Nachteil im Überlebenskampf einher.

In weiteren Experimenten züchtete Kawecki auch langlebige Fliegen und testete diese ebenfalls in der Unterscheidungsfähigkeit von Marmeladensorten. Hier zeigte sich, dass die langlebigen Fliegen um 40 Prozent langsamer lernten als ihre Artgenossen. Umgekehrt hatten wieder die besonders intelligenten Fliegen eine kürzere Lebensspanne. Die Beobachtungen zeigen, dass intelligentes Verhalten von Tieren nicht zwangsläufig dazu führt, dass sie länger oder besser leben. Die Wahrscheinlichkeit, dass sich intelligentes Verhalten evolutionsgeschichtlich auch durchsetzt, ist leider nicht so groß, wie wir denken. Auch wenn wir keine Fliegen sind: Es erscheint plausibel, dass es eine biologische Begrenztheit für die Leistungsfähigkeit unserer Gehirne gibt.

Man kann sich auch die Frage stellen, warum die Evolution nicht dafür gesorgt hat, dass wir mit deutlich weniger Schlaf als mit durchschnittlich sieben bis acht Stunden auskommen können oder warum der Mensch nicht das Gehirn von Delphinen hat, denen es möglich ist, mit einer Hirnhälfte zu schlafen, während die andere aktiv ist? Wäre es nicht wunderbar, wenn wir nur noch zwei Stunden Schlaf pro Nacht brauchten, um geistig topfit zu sein? Auch hier gibt es eine biologische Grenze. Schlaf kann man nicht künstlich kurz halten. Denn Schlaf hat nicht nur eine Erholungsfunktion, sondern spielt auch eine wichtige Rolle bei dem Prozess, Gelerntes ins Langzeitgedächtnis zu überführen. Mit anderen Worten ist der Schlaf der Preis, den wir für die Komplexität unseres Gehirns zu bezahlen haben. Mehr dazu im achten Kapitel. Zu welchen gravierenden Konsequenzen ein kompletter Schlafverlust führen kann, konnten wir vor zehn Jahren an einem Patienten zeigen, der aufgrund einer schweren Infektionskrankheit des Gehirns, die lange unerkannt geblieben war, an einer fast kompletten Schlafstörung über mehrere Wochen gelitten hatte. Obwohl die Funktionen von Herz, Leber, Niere und anderen Organen nicht beeinträchtigt waren, traten erhebliche psychische Störungen in Form von Verwirrtheit, Halluzinationen und anderem psychotischem Erleben auf. Aufmerksamkeit, Konzentration und Gedächtnis waren erheblich gestört. Dieser Fall ist ein lebender Beweis dafür, wie wichtig ausreichend Schlaf für eine optimale Leistungsfähigkeit des Gehirns ist.

HIRNDOPING FUNKTIONIERT NICHT BEI JEDEM

Jeder, der Kaffee trinkt, weiß, welche unterschiedlichen Auswirkungen Kaffee haben kann. Den einen macht Kaffee wach und konzentriert, der andere leidet unter unangenehmen Nebenwirkungen wie einer Steigerung des Herzschlages. Der eine kann Kaffee abends ohne Probleme trinken und danach wunderbar schlafen, der andere macht nach einem abendlichen Espresso die ganze Nacht kein Auge zu. Diese Liste unterschiedlicher Kaffee-Wirkungen ließe sich noch lange fortsetzen. Solche Unterschiede in der Wirksamkeit finden sich nicht nur bei Kaffee, sondern auch bei Medikamenten, die zum Hirndoping eingesetzt werden. So steigern Amphetamine bei vielen Menschen Konzentration und Wachheit, andere leiden unter starker Unruhe. Die einen reagieren mit einer Steigerung der Herzfrequenz, andere mit einem Abfall.

Die biologischen Ursachen für diese individuellen Unterschiede in der Wirksamkeit von Medikamenten sind im letzten Jahrzehnt zunehmend aufgeklärt worden. Wenn Sie sich dafür interessieren, lade ich Sie herzlich ein, auf den folgenden zwei Seiten mehr darüber zu erfahren – es wird allerdings etwas komplizierter. Sie können diese Seiten aber auch überspringen und mit dem sechsten Kapitel fortfahren, ohne dass Ihnen etwas für das weitere Verständnis fehlt.

Für die unterschiedliche Wirkung von Hirndoping-Medikamenten ist wahrscheinlich entscheidend, wie viel von den Botenstoffen Dopamin und Noradrenalin im Gehirn jedes einzelnen Menschen zur Verfügung steht. Ich hatte bereits erläutert, dass die meisten wirksamen Medikamente zum Hirndoping stimulierend auf die Freisetzung der Botenstoffe Dopamin und Noradrenalin einwirken. Menschen, die relativ niedrige Spiegel von Dopamin im Gehirn haben, reagieren bei der Einnahme entsprechender Substanzen mit einer Leistungssteigerung, während sich die Leistung von Menschen mit hohen Dopaminspiegeln eher verschlechtert. Bei starker Steigerung der Dopaminspiegel können sich sogar Manien oder Psychosen entwickeln. Wodurch sind diese Unterschiede in der Verfügbarkeit von Dopamin bedingt? Wir nehmen heute an, dass genetische Unterschiede dafür verantwortlich sind. Dies wurde unter anderem von der Arbeitsgruppe des bekannten Psychiaters Daniel R. Weinberger von den National Institutes of Mental Health in Bethesda, USA, im Detail untersucht. Ausgangspunkt war die Beobachtung, dass die positiven Effekte von Amphetamin auf Aufmerksamkeit und Konzentration vor allem auf die Ausschüttung von Dopamin im vorderen Abschnitt des Gehirns, im sogenannten präfrontalen Kortex, zurückzuführen sind. Die umgekehrt U-förmige Dosiswirkungskurve kann man auch hier anwenden. So ist eine mittlere Dopaminfreisetzung für Aufmerksamkeit und Konzentration optimal, während ein Zuwenig oder ein Zuviel schädliche Wirkungen hat. Zu wenig Dopamin kann zu einer sehr geringen Leistung führen, während zu viel Dopamin Manien und Psychosen auslösen kann. Frühere Untersuchungen über die Wirkung von D-Amphetaminen auf die Hirnfunktion gesunder Menschen zeigten, dass Probanden, die bereits vor Einnahme von Amphetaminen eine geringe Gedächtnisleistung zeigten, von der Substanz profitierten, während Probanden auf bereits hohem Leistungsniveau eine Verschlechterung aufwiesen.

Eine Schlüsselstudie aus dem Labor von Daniel Weinberger wurde 2003 in der angesehenen Zeitschrift *Proceedings of the Nati-*

onal Academy of Sciences von Venkata Mattay und Kollegen publiziert. Hier wurde die Hypothese getestet, dass die unterschiedlichen Amphetaminwirkungen tatsächlich genetisch bedingt sind. Es war schon länger bekannt, dass das Enzym Catechol-O-Methyltransferase (COMT) Dopamin abbaut und vor allem im präfrontalen Kortex eine wichtige Rolle bei der Inaktivierung von Dopamin spielt. Schon 1998 wurde gezeigt, dass Mäuse, die kein Enzym bilden, erhöhte Dopaminwerte im präfrontalen Kortex aufweisen.

Beim Menschen finden sich zwei genetisch verschiedene Varianten des COMT-Enzyms. Die Form val^{158} des Enzyms ist vollständig aktiv, während die Variante met^{158} in nur sehr geringem Ausmaß aktiv ist. Demzufolge ist das COMT-Enzym bei Menschen, die zwei Kopien der met^{158}-Form des COMT-Enzyms haben, sehr gering aktiv, so dass es zu einem geringeren Abbau von Dopamin und damit zu höheren Dopaminspiegeln im präfrontalen Kortex kommt. Dazu passte, dass met^{158}-Träger viel bessere Gedächtnisleistungen erbrachten als val^{158}-Träger und dass Erstere auch keine positive Reaktion auf Amphetamine zeigten, sondern sich in ihrer Leistung eher noch verschlechterten. Im Gegensatz dazu hatten die val^{158}-Enzymträger eine niedrigere Ausgangsleistung und zeigten eine deutliche Verbesserung durch Amphetamine. Diese genetischen Unterschiede treten in der Normalbevölkerung auf. Sie haben nichts mit Krankheiten zu tun. Die Unterschiede sind relevant, da etwa ein Viertel der Bevölkerung zwei Kopien des met^{158}-Gens besitzt und damit vermutlich ungünstig auf Amphetamine reagiert. In einer Fortsetzung der Studien derselben Arbeitsgruppe wurde im Jahr 2007 durch Jose A. Apud und Kollegen die Wirkung eines Hemmers des Enzyms COMT, Tolcapone, bezüglich seiner Effekte auf Gedächtnisleistungen im Vergleich zu Placebo-Gaben untersucht. Auch hier wurden Unterschiede des Effektes von Tolcapone in Abhängigkeit von der genetischen Ausstattung gefunden. Es zeigte sich, dass Träger der val^{158}-Variante, bei denen das COMT-Enzym voll aktiv ist und bei denen damit niedrigere Dopaminspiegel vorliegen, mit einer Verbesserung der Gedächtnisleistung reagierten, während dies bei Trägern des met^{158}-Gens nicht der Fall war. Dies sind sehr schöne Beweise dafür, dass Menschen aufgrund ihrer genetischen Ausstattung unterschiedlich auf Medikamente reagieren.

Hirndoping hat also viele Grenzen: Biologischen Mechanismen, die eine Leistungssteigerung limitieren, und rechtliche Rahmenbedingungen, die den Gebrauch von Hirndoping einschränken – aber vor allem bestehen nach wie vor erhebliche Sicherheitsbedenken bei der Anwendung.

6. *Zukunftsmarkt Hirndoping*

Glaubt man vielen Wissenschaftlern und Trendforschern, so gehört dem Hirndoping die Zukunft. Hirndoping ist der »Goldrausch der Zukunft«, schreibt Anjan Chatterjee vom Center for Cognitive Neuroscience der Universität von Pennsylvania in Philadelphia. Er geht davon aus, dass in naher Zukunft immer mehr Substanzen zum Hirndoping zur Verfügung stehen und auch angewandt werden. Denn die Entwicklungen des Marktes lassen sich nicht aufhalten.

Stimmt das?

Versetzen Sie sich einmal gedanklich in die Position des Managers eines Pharma-Konzerns, der Medikamente zur Behandlung von psychischen Erkrankungen entwickelt. Stellen Sie sich vor, der Vorstand des Unternehmens hätte Sie aufgefordert, einen Business-Plan zum Hirndoping 2030 zu erstellen. Der Vorstand ginge nach Lektüre des DAK-Reports davon aus, dass das Unternehmen mit der Förderung von Hirndoping eine glänzende Zukunft haben müsste, da alleine in Deutschland 25 Prozent der Berufstätigen bereit wären, Medikamente für Hirndoping-Zwecke einzunehmen, wenn sie nur sicher und wirkungsvoll wären. Pro Tag könnten damit Millionen Tabletten einer effektiven Substanz an den Mann oder die Frau gebracht werden. Der Vorstand hätte Sie nun gebeten, im Business-Plan dem wahrscheinlich vorhandenen großen Marktpotenzial die notwendigen Investitionen gegenüberzustellen. Wo würden Sie Geld investieren?

Natürlich ist dies ein fiktives Szenario, das so sicher nicht eintreten wird, zumindest solange die gesetzlichen Rahmenbedingungen nicht geändert werden – aber als Gedankenexperiment ist es hilfreich. Was würden Sie also machen?

Erstens müssten Sie sicherlich im Bereich der Medikamentenentwicklung investieren. Denn bisher erfüllt keines der bereits auf dem Markt verfügbaren Medikamente Ihr gewünschtes Anforderungsprofil an eine hohe Wirksamkeit, insbesondere was die Verbesserung von Gedächtnisleistungen und Stimmung anbelangt. Dies wäre aber eine entscheidende Voraussetzung für einen Erfolg, denn ein Medikament würde nur dann von einer breiten Masse Gesunder konsumiert werden.

Zweitens müssten Sie in die Entwicklung sicherer Medikamente investieren, denn bisher erfüllt noch keines der wirksamen Medikamente die Ansprüche an eine sehr gute Verträglichkeit und einen ausreichenden Schutz vor der Entwicklung einer Abhängigkeit. Eine hohe Sicherheit wäre aber entscheidend für einen erfolgreichen Einsatz als Hirndoping-Mittel.

Drittens müssten Sie das Marktpotenzial der neuen Medikamente einschätzen und prüfen, ob sich die – wahrscheinlich enormen – Investitionen in die Neuentwicklung der Medikamente tatsächlich auch lohnen. Sie müssten abschätzen, ob die Nachfrage am Ende tatsächlich so groß sein wird, dass genügend Geld damit erwirtschaftet werden kann. Und Sie müssten Ideen entwickeln, wie man den entsprechenden Markt für die Medikamente schafft.

WIRKSAMERE MEDIKAMENTE

Die Entwicklung von Substanzen mit dem direkten Ziel der Anwendung zum Hirndoping stellt heute keine sinnvolle Strategie eines Industrieunternehmens dar, da Medikamente für Kranke und nicht für Gesunde vorgesehen sind. Daher wird die Entwicklung wirksamer Medikamente – zumindest unter den heutigen gesetzlichen Vorgaben – immer primär mit dem Ziel erfolgen, bessere Präparate für die Therapie psychischer Erkrankungen wie ADHS, Alzheimer-Erkrankung oder Depressionen zur Verfügung zu haben.

Welche Strategien werden nun angewandt, um neue Medikamente zu entwickeln? Die erste Strategie setzt am Verständnis der biologischen Grundlagen von Erkrankungen an. Man versucht, Substanzen herzustellen, die in diese pathologischen Prozesse der Krankheitsentstehung eingreifen und so zu einer Heilung führen. Aktuell wird mit großen finanziellen Anstrengungen versucht, bessere und sicherere Medikamente gegen die oben genannten psychischen Erkrankungen zu entwickeln. Die zweite Strategie baut auf den Erkenntnissen auf, die man über die biologischen Mechanismen von Lernen und Gedächtnis in den letzten Jahren und Jahrzehnten gewonnen hat. Hier wird versucht, Medikamente zu finden, die diese biologischen Mechanismen beeinflussen und die hoffentlich besser und mit weniger unerwünschten Effekten wirken.

ERSTE STRATEGIE Die erste Strategie soll am Beispiel der medikamentösen Therapie der Alzheimer-Erkrankung kurz erläutert werden. Die bisher zur Verfügung stehenden Medikamente greifen relativ unspezifisch an den cholinergen und glutamatergen Nervenzellen an. So hemmen die Acetylcholinesterase-Hemmer den Abbau von Acetylcholin und führen so zu einer erhöhten Konzentration dieses Botenstoffs mit der Folge einer Verbesserung geistiger Leistungen. Memantine dagegen ist ein Glutamatrezeptorantagonist, der die toxischen Wirkungen einer überschießenden Glutamatbildung im Gehirn bremsen soll. Diese Medikamente haben nun keine besonders starken Effekte zur Behandlung der Alzheimer-Demenz und sind für das Hirndoping bei Gesunden praktisch wirkungslos. Durch eine Entwicklung von Medikamenten, die spezifischer direkt an den ursächlichen Prozessen, die für die Entstehung der Alzheimer-Demenz verantwortlich sind, ansetzen, erhofft man sich, bessere Therapieresultate erreichen zu können – mit der Folge, dass die Medikamente möglicherweise auch zum Hirndoping geeignet wären (vergleiche auch Franke und Kollegen, 2009a).

Zu den wichtigen Prozessen, die die Alterung des Gehirns und die Entwicklung von Demenzen fördern, gehören die Ablagerungen von Eiweißstoffen wie zum Beispiel Beta-Amyloid oder TAU-Proteinen. Diese Ablagerungen führen zu einer zunehmenden Schädigung von Nervenzellen, mit der Folge, dass diese absterben und somit die Leistungsfähigkeit des Gehirns eingeschränkt wird. Aktuell laufen große Forschungsanstrengungen, mit dem Ziel, Medikamente zu entwickeln, die die Ablagerungen von Eiweißstoffen verhindern oder zumindest behindern können. Gelänge dies, könnte man nicht nur die Alzheimer-Demenz wirkungsvoll bekämpfen, sondern möglicherweise auch das normale Altern des Gehirns verlangsamen und somit ältere Menschen länger geistig fit halten. Die Ablagerungen könnte man verhindern, indem beispielsweise die Enzymsysteme, die Beta-Amyloid bilden, beeinflusst werden. Man könnte auch gegen die Alzheimer-Erkrankung impfen, wodurch die Eiweißablagerungen schneller von sogenannten Fresszellen im Gehirn erkannt und abgeräumt werden. Entsprechende Medikamente sind in Erprobung; mit Zulassungen ist aber – auch wenn die aktuellen klinischen Studien der Phasen II und III positiv verlaufen – frühestens in einigen Jahren zu rechnen.

Auch in der Therapie von ADHS und Depression versucht man, spezifischere und sicherere Medikamente zu entwickeln, die den bisher eingesetzten Stimulanzien und Antidepressiva überlegen sind. Substanzen mit neuartigen Wirkprinzipien befinden sich derzeit in der klinischen Prüfung. Mit einer Marktreife von wirksameren Medikamenten ist allerdings in nächster Zukunft nicht zu rechnen.

ZWEITE STRATEGIE Die zweite Strategie der Medikamentenentwicklung setzt an den biologischen Mechanismen an, die Lernen und Gedächtnis zugrunde liegen und die in den letzten dreißig

Jahren zunehmend aufgeklärt wurden. Basis vieler dieser Neuentdeckungen war ein physiologischer Vorgang, die sogenannte Langzeitpotenzierung (LTP). Diese wurde bereits im Jahr 1973 durch Bliss und Lomo im Hippocampus, einer Hirnregion, die für Lernen und Gedächtnis sehr wichtig ist, identifiziert. Unser Gehirn besteht aus Milliarden Nervenzellen, die jeweils mit tausend bis zehntausend anderen Nervenzellen in Verbindung stehen. Insgesamt bilden sie eine Gesamtmenge von circa hundert Billionen Verbindungen, auch Synapsen genannt. Der wichtigste Botenstoff, der der Kommunikation der Nervenzellen untereinander dient, ist Glutamat. Wenn nun zwei Nervenzellen gleichzeitig aktiv sind, wird die Verbindung zwischen ihnen potenziert, was bedeutet, dass diese Verbindung gestärkt wird. Diese Potenzierung oder Stärkung kann Wochen, Monate oder gar Jahre anhalten. Man bezeichnet diesen Vorgang als Langzeitpotenzierung. Dass die LTP als direktes biologisches Korrelat für Gedächtnisbildungen angesehen werden kann, wurde im Jahr 2006 von Whitlock und Kollegen im Wissenschaftsjournal *Science* gezeigt. Die Wissenschaftler beobachteten, dass es während einfacher Lernvorgänge zu einer Langzeitpotenzierung im Hippocampus kommt und dass eine Blockade dieser Potenzierung nach dem Lernen das Gelernte wieder auslöscht.

Joe Tsien (vergleiche Tang et al., 2001), ein Neurowissenschaftler an der Princeton Universität in den USA, beobachtete, dass die Langzeitpotenzierung mit zunehmendem Alter der Nervenzellen immer seltener auftritt. Es werden offenbar mit zunehmendem Alter immer mehr Signale benötigt, um die Nervenzellen davon zu »überzeugen«, ihre Verbindungen zu stärken beziehungsweise zu potenzieren. Gleichzeitig hatte er beobachtet, dass mit zunehmendem Alter auch die Bildung des Eiweißstoffes NR2B abnimmt, der die Untereinheit einer Bindungsstelle (Rezeptor) für Glutamat im Hippocampus darstellt. Joe Tsien vermutete, dass diese zwei Beobachtungen zusammenhängen, und nutzte zum Nachweis seiner These eine moderne Technologie. Er züchtete im Jahr 1999 eine sogenannte transgene Maus, bei der mehrere Kopien desjenigen Gens aktiv sind, das diese NR2B-Untereinheit des Glutamatrezeptors herstellt. Diese Mäuse bilden deutlich mehr Glutamat-Rezeptoren als die normalen, nicht genetisch veränderten Mäuse. Die transgenen Tiere zeigten nun im Alter nicht nur keinen Gedächtnisverlust, sondern lernten auch als junge Tiere viel schneller als die anderen Mäuse. Sie waren die ersten genetisch veränderten »Smart Mice« (von englisch smart = klug).

Wie die Wissenschaftler Yong-Seok Lee und Alcino J. Silva von der University of California Los Angeles, kürzlich in einer Übersichtsarbeit zeigten, gibt es inzwischen mehr als 33 solcher Eiweißstoffe, die bei übermäßiger Bildung zu einer Verbesserung von Lernleistungen bei Mäusen führen können. Es liegt nahe, diese Erkenntnisse für die Entwicklung neuer Medikamente zu nutzen. Nachvollziehbarerweise kann man solche genetischen Veränderungen aber beim Menschen nicht vornehmen, weshalb nur der Weg bleibt, mit Medikamenten ähnliche Veränderungen zu erzielen. Dies ist allerdings alles andere als einfach. Man kann zwar versuchen, durch Medikamente die Bildung der Untereinheit NR2B des Glutamatrezeptors anzuregen. Aufgrund der Komplexität dieser Prozesse stehen heute aber noch keine Medikamente zur Verfügung, die in dieser Weise wirken können.

Andere Forschergruppen haben sich direkt mit der Langzeitpotenzierung befasst, die ausgelöst wird, wenn der Botenstoff Glutamat von Nervenzellen ausgeschüttet wird. Einer der entscheidenden Pioniere bei diesen Arbeiten war der spätere Nobelpreisträger Eric Kandel. Kandel entdeckte bereits in den 1980er Jahren ein Protein, das »cyclic AMP Response Element Binding« oder CREB-Protein, das in Nervenzellen gebildet wird und deren synaptische Verbindungen stärkt. Kandel nahm daher an, dass es für Gedächtnisbildungsprozesse sehr wichtig ist.

Timothy Tully, ein Wissenschaftler am Cold Spring Harbor Laboratory in den USA, baute auf den Erkenntnissen Kandels auf. Er pflanzte das Gen, das zur Bildung von CREB führt und das inzwischen identifiziert worden war, in die Gehirne von Fruchtfliegen ein und beobachtete deren Lernverhalten (vergleiche Übersicht in Yin und Tully, 1996). Bald konnte er zeigen, dass diese genetisch veränderten Fruchtfliegen sehr gute Lerner waren. Sie konnten die Assoziationen eines bestimmten Geruchs mit einem elektrischen Schock zehnmal schneller lernen als Fliegen, die nicht genetisch verändert waren. In der Folge lieferten sich Eric Kandel und Tim Tully ein Kopf-an-Kopf-Rennen um die besten Ergebnisse, wie Ramez Naam in seinem Buch »More than human« schreibt.

1998 gelang Kandel ein erneuter Durchbruch, indem er zeigen konnte, dass das Medikament Rolipram, das ursprünglich als Antidepressivum entwickelt worden war, die Langzeitpotenzierung bei Mäusen steigern konnte (vergleiche Barad und Kollegen, 1998). Diese Substanz hemmt den Abbau von zyklischem AMP, wodurch die Konzentration von CREB im Gehirn ansteigt, was wiederum zu einer verstärkten Langzeitpotenzierung führt. Wenn man Mäusen Rolipram spritzte, konnten sie mindestens doppelt so schnell lernen wie unbehandelte Tiere. Die Erfolge beider Wissenschaftler führten dazu, dass sie fast gleichzeitig ihre eigenen Firmen gründeten. Eric Kandel gründete 1997 zusammen mit dem Nobelpreisträger Walter Gilbert von der Harvard-Universität in Boston die Firma Memory Pharmaceuticals, die später an die Firma Roche verkauft wurde. Tully gründete die Firma Helicon Therapeutics im Jahr 1998. Beide Firmen entwickeln Medikamente, die auf den Eiweißstoff CREB modulierend einwirken. Memory Pharmaceuticals begann bereits im Jahr 2003 mit den ersten Sicherheitsuntersuchungen bei einer CREB-modulierenden Substanz, MEM1003, die beim Menschen angewendet werden sollte. Damals erwartete man eine Marktreife im Jahr 2008, bis heute liegt das Medikament jedoch noch nicht vor.

Eine weitere Strategie, die von beiden Firmen verfolgt wurde, ist die Entwicklung von Substanzen, die, wie das Medikament Rolipram, die Phosphodiesterase bremsen und damit durch eine Hemmung des Abbaus von zyklischem AMP zu erhöhten Spiegeln von AMP und damit zu einer erhöhten CREB-Bildung führen. Zusammen mit anderen Firmen entwickelt Memory Pharmaceuticals sogenannte Phosphodiesterase-IV-Hemmer, die aber ebenfalls noch keine Marktreife erreicht haben.

Eine weitere, im Jahr 1987 gegründete Firma namens Cortex Pharmaceuticals beschäftigt sich mit Substanzen, die auf eine Anstoßung der Langzeitpotenzierung abzielen. Hier konnten von Gary Lynch, einem Mitbegründer der Firma, Substanzen identifiziert werden, die an eine andere Schlüsselstelle von Glutamat im Gehirn binden, den sogenannten AMPA-Rezeptor. Dementsprechend wurden diese Substanzen als Ampakine bezeichnet. Auch hier gibt es erste Ergebnisse. Zumindest bei Tieren lassen sich durch diese Substanzen Gedächtnisprozesse verbessern. Die Substanz CX717 ist derzeit für eine Anwendung beim Menschen in Entwicklung. Wann und ob sie überhaupt zur Behandlung zugelassen wird, ist unklar.

Eine weitere Strategie zur Medikamentenentwicklung baut auf der Beobachtung auf, dass Substanzen wie Glutamat, die den NMDA-Rezeptor direkt stimulieren, nervenzellschädigend wirken können, während dies bei Substanzen, die den Rezeptor nur zum Teil stimulieren, nicht der Fall ist. Eine solche Substanz ist D-Cycloserine. Sie kann bei Mäusen das Lernen und die Gedächtnisbildung verbessern. Beim Menschen kann diese Substanz auch die Auslöschung von ehemals Gelerntem fördern, was selbst wieder ein Lernprozess ist.

In der bereits erwähnten zukunftsweisenden Studie konnte der Psychiater Kerry Ressler in der psychiatrischen Fachzeitschrift *Archives of General Psychiatry* im Jahr 2004 zeigen, dass die Substanz D-Cycloserine bei Angstpatienten zu einem schnelleren Verlernen von Angstreaktionen führte. Die Autoren hatten Angstpatienten mithilfe eines Fahrstuhlsimulators mit ihrer Höhenangst konfrontiert. Eine Hälfte der Patienten wurde vor den Konfrontationsübungen mit D-Cycloserine, die andere Hälfte mit einem Placebo behandelt. Bei den mit D-Cycloserine behandelten Patienten kam es zu einem schnelleren Ausbleiben der Angstreaktion. Dies könnte ein Anhaltspunkt dafür sein, dass auch bei gesunden Menschen das Auslöschen negativer Erinnerungen durch Medikamente möglich ist.

Sie sehen also, dass trotz intensiver Forschungsbemühungen noch keine neuartigen Medikamente zur Anwendung beim Menschen in Aussicht sind, die direkt die biologischen Prozesse verändern, die Lernen und Gedächtnis oder auch anderen Bereichen der geistigen Leistungsfähigkeit zugrunde liegen.

INDIVIDUALISIERTE ODER MASSGESCHNEIDERTE THERAPIEN Ein weiterer Forschungsansatz ist die Entwicklung individualisierter oder maßgeschneiderter Therapien. Wie ich im letzten Kapitel aufgezeigt habe, gibt es biologische Gründe, die erklären können, warum Hirndoping nicht bei jedem Menschen gleich funktioniert. Ein wesentlicher Grund dafür ist unsere unterschiedliche genetische Ausstattung. So haben Menschen mit einer bestimmten Variante des COMT-Gens im Gehirn weniger Dopamin zur Verfügung und sprechen damit besser auf Amphetamine an, während bei jenen mit einer anderen Gen-Variante höhere Dopamin-Konzentrationen messbar sind, was mit einem schlechteren Ansprechen auf die Medikamente einhergeht.

Mithilfe moderner Verfahren kann man heute testen, welche Gen-Variante bei einem Individuum vorliegt, um dann eine maßgeschneiderte Behandlung durchzuführen. Eine Person mit der einen Genvariante beziehungsweise mit der niedrigen Dopamin-Konzentration im Gehirn würde dann ein Medikament erhalten, das die Dopamin-Konzentration stark erhöht, während eine Person mit der anderen Genvariante beziehungsweise einem hohen Dopamin-Anteil ein Medikament erhielte, das Dopamin weniger stark stimulieren würde oder das zum Beispiel die Konzentration des Botenstoffs Noradrenalin erhöht. Dies sind Beispiele für eine individuell gesteuerte Therapie auf der Basis der Erforschung biologischer Mechanismen von Lernen und Gedächtnis. Diese genetischen Verfahren sind heute noch recht teuer. Daher sind individualisierte oder maßgeschneiderte Therapieansätze noch nicht realisiert und werden wahrscheinlich auch in nächster Zukunft noch nicht umgesetzt werden.

NEU HEISST NICHT IMMER NEU Trotz der Erfolge in der Forschung sind die entwickelten Therapieansätze häufig nicht so wirksam, wie sich dies Pharma-Firmen und Ärzte wünschen, so dass sich Firmen häufig andere Strategien überlegen, um Neues auf den Markt zu bringen.

Normalerweise läuft der Patentschutz auf ein neues Medikament nach zwanzig Jahren ab. Dies bedeutet, dass eine Firma diesen Zeitraum nutzen muss, um ein Medikament zu entwickeln, es auf den Markt zu bringen und gewinnbringend zu verkaufen. Da die Medikamentenentwicklung oft viele Jahre in Anspruch nimmt und sehr viel Geld kosten kann, steht den Firmen meist nur eine kurze Zeitspanne von wenigen Jahren zur Verfügung, um die Entwicklungskosten für das Medikament über den Verkaufspreis wieder »reinzuholen«. Denn nach Ablauf des Patentschutzes dürfen andere Firmen die Substanzen als »Generika« herstellen und zu günstigeren Preisen verkaufen. Dies ist eigentlich ungerecht, weil die forschenden Firmen die Entwicklungsarbeit leisten und andere dann später den Gewinn erzielen. In einer wettbewerbsorientierten Wirtschaft hat dies aber gleichzeitig auch seinen Sinn, weil kein Monopol entsteht und die Preise damit gesenkt werden. Durch den Generika-Markt gibt es einerseits günstigere Medikamente, die forschenden Firmen werden jedoch auch erheblich unter Druck gesetzt. Diesen Druck können die Firmen nun beispielsweise dadurch auffangen, dass sie sogenannte »Scheininnovationen« oder »Analogpräparate« entwickeln, die von den Firmen gerne auch als »Schrittinnovationen« bezeichnet werden. Darunter versteht man Medikamente, die gegenüber bereits vorhandenen und zugelassenen Präparaten strukturchemisch nur minimal abgewandelt werden und die durch diese »neue« Zusammensetzung mit einem neuen Patent geschützt werden dürfen. Der Patentschutz lässt sich so künstlich verlängern.

Die Firmen sprechen von »Schrittinnovationen«, weil sie damit betonen wollen, dass durch die minimalen chemischen Veränderungen auch kleine Vorteile, zum Beispiel in der Verträglichkeit, aber nicht in der Wirksamkeit entstehen, dass sie also »Schritte« hin zu besseren Medikamenten unternehmen. Die Kritiker betonen, dass solche Medikamente nur scheinbare Innovationen sind, da sie keinen Zusatznutzen bringen, der die unverändert hohen Verkaufspreise rechtfertigen könnte. Laut dem Arzneiverordnungsreport aus dem Jahr 2009 werden in Deutschland pro Jahr circa 1,7 Milliarden Euro für solche Analogpräparate ausgegeben, die eingespart werden könnten, wenn – so die Kritiker – diese Scheininnovationen nicht mehr zugelassen würden.

Dieses Prinzip erklärt, warum Methylphenidat, das bereits seit über fünfzig Jahren zugelassen ist, zwar auch als Generikum erhältlich ist, aber in verschiedenen, leicht abgewandelten »neuen Formen« unverändert dem Patentschutz unterliegt. Auch der Patentschutz von Modafinil (Vigil®) wird demnächst ablaufen – eine »Schrittinnovation« steht aber schon kurz vor der Zulassung, das Armodafinil. Hierbei handelt es sich um das rechtsdrehende Molekül, während Modafinil aus einer Mischung von links- und rechtsdrehenden Molekülen besteht (siehe Ausführungen zur Wirkweise von Amphetaminen auf S. 66). Ein voraussichtlich nur geringer Zusatznutzen für die Patienten wird darin bestehen, dass Armodafinil eine längere Halbwertszeit als Modafinil besitzt und damit nach der Einnahme länger im Körper verbleibt. Der Vorteil wäre, dass das Medikament nur einmal am Tag eingenommen werden muss. Mit einer besseren Wirksamkeit ist allerdings nicht zu rechnen.

SICHERERE MEDIKAMENTE

Damit Hirndoping eine Zukunft haben kann, müsste es gelingen, viel sicherere Medikamente zur Verfügung zu haben, die weitgehend bedenkenlos auch bei Gesunden eingesetzt werden könnten. Ich habe oben beschrieben, wie wichtig der Aspekt der Sicherheit ist, da nicht wie beim kranken Menschen die Nebenwirkungen mit dem Heilungspotential der Substanz aufgewogen werden, sondern beim Hirndoping die Gefahr einer Gesundheitsschädigung besteht.

Dass ein absolut sicheres Medikament zum Hirndoping überhaupt jemals entwickelt wird, darf bezweifelt werden. Denn: Negative Langzeitwirkungen lassen sich niemals hundertprozentig ausschließen. Es bleibt immer ein Restrisiko übrig. Auch die besten Studien können daran nichts ändern.

Gerade die Neuentwicklung von Medikamenten geht mit einem erhöhten Sicherheitsrisiko einher. Ich hatte im vierten Kapitel beschrieben, dass zum Zeitpunkt der Zulassung eines Medikamentes noch relativ wenige Patienten, und noch viel weniger gesunde Menschen mit dieser Substanz behandelt wurden. Seltene und potentiell tödliche Nebenwirkungen können zu diesem Zeitpunkt möglicherweise noch gar nicht aufgefallen sein. Erst wenn eine sehr große Zahl an Menschen die Substanz eingenommen hat, kann eine seltene, gefährliche Nebenwirkung überhaupt bekannt werden. Schon allein aus diesem Grund ist es sinnvoll, gegenüber neu auf den Markt kommenden Medikamenten erst einmal zurückhaltend eingestellt zu sein. Denn neu heißt nicht immer sicherer und besser. Die tödlichen Nebenwirkungen des als nebenwirkungsärmere und bessere Alternative gepriesenen Schmerzmittels Vioxx® beispielsweise wurden erst mehrere Jahre nach der Zulassung des Medikamentes bekannt – auch durch eine nachgewiesene Informationsunterdrückung der herstellenden Firma. Das Medikament wurde erst verboten, nachdem viele Patienten gestorben waren. Auch bei Vioxx® hatte es sich um eine Schrittinnovation gehandelt, die keine unverzichtbaren Vorteile gegenüber herkömmlichen Schmerzmitteln aufwies.

Ein erhöhtes Sicherheitsrisiko besteht auch dann, wenn Medikamente entwickelt werden, die ganz neuartige Wirkmechanismen aufweisen. Denn hier kann man viel schwerer abschätzen, welche weitreichenden Nebenwirkungen dies haben kann. Diese Gefahr ist besonders hoch bei Medikamenten, die zum Beispiel in molekulare Mechanismen von Lernen und Gedächtnis eingreifen. Da beispielsweise die molekularen Schlüsselstellen für Lernen und Gedächtnis, wie CREB, AMPA- und NMDA-Rezeptoren, sehr weitreichende Aufgaben im Körper übernehmen, kann eine pharmakologische Modulation unabsehbare Folgen für die Funktionsfähigkeit des Gehirns haben. Demgegenüber ist eine pharmakologische Beeinflussung von Botenstoffsystemen wie dem dopaminergen oder noradrenergen System relativ sicher: Diese Systeme sind seit Jahrzehnten bekannt und relativ gut charakterisiert. Die Konsequenzen einer Veränderung dieser Systeme durch Medikamente sind überschaubar.

Trotz dieser grundsätzlichen Sicherheitsbedenken wurden auch Fortschritte erzielt, indem Medikamente, die zum Hirndoping eingesetzt werden, sicherer wurden. Bei der Weiterentwicklung von Amphetamin- und Methylphenidat-Präparaten hat sich die Industrie vor allem darum bemüht, die Gefahr einer Abhängigkeitsentwicklung zu senken. Dafür wurden sogenannte »Retardpräparate« entwickelt. »Retard« kommt von »retardieren« und bedeutet, dass der Wirkstoff aus den Tabletten nicht schnell, sondern verzögert freigesetzt wird. Das hat mindestens zwei Vorteile: Das Medikament muss nur noch einmal am Tag eingenommen werden, da die Wirkstofffreisetzung kontinuierlich über den Tag erfolgt. Das reduziert indirekt auch die Missbrauchsgefahr für Hirndoping-Zwecke. Wenn zum Beispiel Kinder, die unter ADHS leiden, nur noch einmal am Morgen (unter Aufsicht der Eltern) ihre Medikation einnehmen müssen, nehmen sie die Medikamente nicht mit in die Schule und kommen dort auch nicht in Versuchung, sie an andere weiterzugeben. Studien aus den USA zeigen, dass diese Weitergabe in der Schule häufig vorkommt. Für Deutschland gibt es dazu allerdings noch keine Daten. Weiterhin werden durch die kontinuierliche Freisetzung Medikamentenspitzen im Blut und damit eine pulsartige Dopamin-Ausschüttung und eine euphorisierende Wirkung verhindert. Damit reduziert sich die Gefahr einer Abhängigkeitsentwicklung. Darüber hinaus ist es nicht möglich, Retardpräparate zu schnupfen oder in die Blutgefäße zu spritzen, da die Substanz in eine unlösliche Wachs- oder Harzsubstanz eingeschlossen ist. Ebenso wird die aktuelle Entwicklung von Methylphenidat als Pflaster die Missbrauchsmöglichkeiten erheblich einschränken.

Dass sich durch die Entwicklung sichererer Medikamente auch gleichzeitig der Markt für Hirndoping weiter öffnet, liegt auf der Hand. Das hat sich auch in der Vergangenheit gezeigt: Das Antidepressivum Fluoxetin (Prozac®, in Deutschland Fluctin®) beispielsweise kam in den 1980er Jahren als Weiterentwicklung der in der Regel schlechter verträglichen tri- und tetrazyklischen Antidepressiva auf den Markt und wurde im Rahmen einer riesigen Werbeaktion in den USA von Millionen von Gesunden konsumiert – allerdings, wie ich im vierten Kapitel beschrieben habe, mit Effekten auf Placeboniveau und mit dem Risiko, dass erhebliche und zum Teil gefährliche Nebenwirkung auftraten, zumindest bei längerer Einnahme.

Dieses Beispiel zeigt schön, dass Sicherheit immer relativ ist. Absolut gesehen kann kein Medikament als restlos sicher gelten – ein Risiko bleibt immer. Für Hirndoping bedeutet dies: Wer auf Nummer sicher gehen will, sollte kein Medikament zur geistigen Leistungssteigerung schlucken – und schon gar keines, das keine nachweisbaren Effekte hat.

7. Ethische Aspekte von Hirndoping

Viele Argumente sprechen gegen eine Anwendung der heute zur Verfügung stehenden Substanzen zum Hirndoping. Dazu zählt zum einen der beschränkte Nutzen der meisten Medikamente. Wenn überhaupt, machen sie uns kurzfristig wacher, aufmerksamer und konzentrierter, aber keinesfalls verbessern sie direkt unser Gedächtnis oder machen uns klüger. Zum Zweiten haben alle Substanzen Nebenwirkungen und es besteht die Gefahr der Auslösung psychischer Erkrankungen, wie zum Beispiel Manien, Psychosen oder Abhängigkeitserkrankungen. Drittens schränkt die Gesetzeslage den Gebrauch ein. Dies trifft vor allem für die noch am ehesten wirkungsvollen Substanzen wie Amphetamine und Methylphenidat zu, da sie dem Betäubungsmittelgesetz unterliegen.

Bei den bisherigen Ausführungen mag der eine oder andere die Thematisierung moralisch-ethischer Fragen vermisst haben. Denn an die Frage, wie wirksam Substanzen zum Hirndoping sind, muss sich die Frage anschließen: Was sollen wir tun?

Eine Gruppe von Wissenschaftlern wie Martha Farah von der University of Pennsylvania, Judy Illes von der Stanford University, Eric Kandel von der Columbia University, Barbara Sahakian von der University of Cambridge und Paul Root Wolpe von der University of Pennsylvania haben verschiedene ethische Fragen in einer sehr lesenswerten Übersichtsarbeit thematisiert. Diese Arbeit erschien bereits im Jahr 2004 in der angesehenen Zeitschrift *Nature Reviews Neuroscience* und trug den Titel: »Neurocognitive Enhancement: What can we do and what should we do?«

Folgende Fragen werden dort gestellt: Untergräbt Hirndoping den Sinngehalt von Leistung? Verändert Hirndoping unsere Persönlichkeit? Schafft Hirndoping Ungerechtigkeiten in der Gesellschaft? Während einige dieser ethischen Aspekte bereits heute relevant sind, dürften die meisten Fragestellungen erst wirklich zum Tragen kommen, wenn Hirndoping von einer weitaus größeren Zahl von Menschen als bisher angewendet würde. Dies wäre zum Beispiel dann der Fall, wenn in Zukunft neue Substanzen entwickelt würden, die auch in der Langzeitanwendung sicher, wirkungsvoll und ohne Nebenwirkungen sind, und sich die aktuelle Gesetzeslage verändern würde, so dass hoch-potente, heute verschreibungspflichtige Medikamente auch für Gesunde freigegeben würden. Auch wenn die Situation heute noch anders ist, sollte sich unsere Gesellschaft schon jetzt damit auseinandersetzen. Dies ist deshalb so wichtig, weil ethische Fragen leider meist erst dann thematisiert werden, wenn Technologien bereits

weitgefächert eingeführt wurden und »das Kind schon in den Brunnen gefallen ist«. Es ist daher wichtig, dass wir die ethischen Dimensionen von Hirndoping heute schon diskutieren, damit wir in Zukunft darauf vorbereitet sind. Damit könnte eine Angebotsethik entstehen, wie sie der emeritierte Tübinger Professor für theologische Ethik Dietmar Mieth kürzlich forderte und nach der wir uns fragen müssen: Was sollen wir unserer Gesellschaft anbieten? Was soll entwickelt werden? Was sind Werte und Ziele, auf die sich eine Gesellschaft konzentrieren sollte?

Die ethische Diskussion zum Thema Hirndoping ist durch zwei Extrempositionen gekennzeichnet. Die eine Position wird von den sogenannten »Transhumanisten«, wie John Harris, einem Bioethikprofessor an der University of Manchester, eingenommen. Er veröffentlichte kürzlich ein Buch mit dem Titel *Enhancing Evolution. The Ethical Case for Making Better People*. Die andere Extremposition wird von den »Biokonservativen«, wie Francis Fukuyama oder Leon Kass, dem ehemaligen Vorsitzenden des »President's Council of Bioethics« der US-amerikanischen Regierung, vertreten. Fukuyama hat im Jahr 2002 ein Buch mit dem Titel *Our Posthuman Future – Consequences of the Biotechnology Revolution* veröffentlicht. Leon Kass war von 2001 bis 2005 Vorsitzender einer Gruppe von konservativen Wissenschaftlern, die für den damaligen US-amerikanischen Präsidenten George W. Bush eine Expertise zu den Zukunftsentwicklungen der Biotechnologie verfassten. Der Abschlussbericht wurde vom President's Council of Bioethics in einem Buch mit dem Titel *Beyond Therapy – Biotechnology and the Pursuit of Happiness* im Jahr 2003 veröffentlicht.

Vereinfachend gesagt nehmen die Transhumanisten eine sehr progressive und liberale Position gegenüber Hirndoping ein, während die Biokonservativen biotechnologische Entwicklungen grundsätzlich sehr skeptisch beurteilen und die Fortschritte eher bremsen wollen. Transhumanisten wie John Harris argumentieren, Hirndoping sei eine lohnenswerte und anzustrebende Angelegenheit, da die menschliche Entwicklung von Grund auf »Work in Progress« sei. Der Mensch sei – mit den Worten von Arnold Gehlen, einem wichtigen Vertreter der philosophischen Anthropologie – seit seiner Geburt ein »Mängelwesen« und bediene sich einer Vielzahl von Strategien, um diese Mängel zu beseitigen. Es sei für den Menschen zwingend notwendig, alle ihm zur Verfügung stehenden und sicheren Mittel anzuwenden, um sich selbst in wünschenswerter Weise zu modellieren.

Die Transhumanisten sehen keinen prinzipiellen Unterschied zwischen Hirndoping und anderen Hilfsmitteln, mit denen der Mensch versucht, seine Situation zu verbessern. Auch mit der Erfindung der Brille habe der Mensch seine Lebensbedingungen verbessert, so lauten ihre Argumente. Was früher als »Enhancement« bezeichnet wurde, sei heute selbstverständlich. Und so werde es mit allen Technologien einschließlich des Hirndopings sein. Die Entwicklung neuer Technologien sei nicht zu verhindern, solange ein Markt dafür bestehe. Durch Hirndoping könne es auch gelingen, die menschliche Natur zu kontrollieren, indem es in Zukunft möglich werden könnte, negative Persönlichkeitseigenschaften, zum Beispiel die Neigung zur Gewalt, durch gezielte Anwendung von Medikamenten zu unterdrücken oder Menschen durch die Einnahme von Substanzen mit moralisch einwandfreien Einstellungen auszustatten. Letzteres wird neuerdings »Moraldoping« genannt. Einzelne Transhumanisten gehen sogar so weit zu behaupten, dass eine moralische Pflicht zum Hirndoping bestehe, wenn man nicht die Weiterentwicklung des Menschen verhindern wolle. Dass viele wissenschaftlich interessierte Menschen die transhumanistischen Einstellungen im Grundsatz teilen, zeigt die erwähnte Umfrage in *Nature*. 80 Prozent der befragten Personen waren der Meinung, dass es gesunden Erwachsenen erlaubt sein solle, Hirndoping zu betreiben.

Die Fraktion der Biokonservativen um Francis Fukuyama und Leon Kass befürchtet hingegen, dass Hirndoping die menschliche Würde untergrabe. Durch Hirndoping und das hiermit einhergehende Eingreifen in die menschliche Natur würde der Mensch seine Menschlichkeit verlieren, insbesondere seine Fähigkeit zur Empathie. Leistung wäre nicht mehr das Ergebnis harter Anstrengung, sondern ein leicht zu erreichendes Gut; Glück würde käuflich werden. Durch Hirndoping und andere biotechnologische Fortschritte würde sich die Gesellschaft in eine ungünstige Richtung entwickeln, die eigentlich niemand wolle. Der Mensch solle sich gegenüber biotechnologischen Möglichkeiten zurückhaltend verhalten. Wie Gott werden zu wollen (»playing god«), solle er vermeiden.

Man kann sich auf die eine oder andere Seite stellen und wird viele Argumente für oder gegen die eine oder andere Position finden, und jeder oder jede von Ihnen wird sicher spontan wissen, zu welcher Seite er oder sie mehr tendiert. Das Problem dieser häufig mit Vehemenz vorgetragenen und verteidigten Extrempositionen ist, dass sie auf grundsätzlich verschiedenen und häufig religiösen Weltanschauungen fußen, die ein Aufeinanderzugehen in der Diskussion schwer zulassen. Extrempositionen blockieren oft das Nachdenken, weil sie häufig nicht auf rational-logischen Argumentationen beruhen. Ich möchte daher die zum Thema Hirndoping vorgebrachten ethischen Argumente einzeln anschauen und bewerten.

In der aktuellen Diskussion werden folgende Fragen gestellt:

- → Untergräbt Hirndoping den Sinngehalt von Leistung?
- → Schafft Hirndoping Unfairness im Wettbewerb?
- → Führt Hirndoping zu gesellschaftlichen Ungerechtigkeiten?
- → Entsteht gesellschaftlicher Druck zum Hirndoping, wenn viele es tun?
- → Schädigt Hirndoping unserer Solidargemeinschaft?
- → Verändert Hirndoping unsere Persönlichkeit, bedroht es unser Menschenbild und macht es uns zu verantwortungslosen Wesen?

HIRNDOPING UND DER SINNGEHALT VON LEISTUNG UND GLÜCK

Francis Fukuyama und andere eher konservative Denker argumentieren, dass es moralisch problematisch sei, unsere Leistung generell durch künstliche Hilfsmittel zu verbessern, anstatt durch Anstrengung und harte Arbeit. Leistung sei etwas, das man aus eigener Kraft, mit dem Einsatz eigener Fähigkeiten erbringe. Leistung habe also ganz zentral etwas mit Anstrengung zu tun. Diese Argumentation folgt dem Motto »Ohne Fleiß kein Preis« oder, neudeutsch ausgedrückt: »No Pain, no gain«. Hirndoping könne damit die Begeisterung zerstören, die jemand empfindet, der aus eigener Kraft besondere Leistungen erbringt. Auch wenn dieses Argument auf den ersten Blick überzeugend klingt und vor allem dem entspricht, was viele Generationen ihren Nachkommen vermittelt haben, spricht doch einiges gegen die Stichhaltigkeit dieser Ansicht. So wird übersehen, dass Hirndoping ohne eigene Anstrengung gar nicht funktioniert. Die Substanzen machen wacher, konzentrierter und aufmerksamer – das Erreichen der Ziele ist dann aber immer noch harte Arbeit. Die Pille, die aus einem Dummen einen Klugen macht, gibt es nicht, und es ist sehr zweifelhaft, dass es sie jemals geben wird.

Zweitens muss man in Betracht ziehen, dass Hirndoping unter Umständen Leistungen freisetzen kann, die gesellschaftlich absolut wünschenswert sind. Nehmen wir zum Beispiel einen Musiker, der vor seinem Auftritt auf der Bühne einen Betablocker einnimmt, um sein Lampenfieber zu reduzieren. Das wäre doch ethisch unbedenklich. Das Dopingmittel befähigt den Musiker erst, seine Leistung voll zu entfalten. Davon profitieren auch die Zuhörer.

Ist ein solcher Musiker nicht mit einem Wissenschaftler vergleichbar, der durch Hirndoping seine Leistungsfähigkeit verbessert und durch harte Arbeit bahnbrechende Ergebnisse erzielt, die der Gesellschaft nützlich sind? Würde man diesem Wissenschaftler seine Leistung absprechen oder ihm gar einen Preis, den er für seine Forschungsergebnisse erhielt, aberkennen? Ist es ethisch nicht im Gegenteil wünschenswert, die Leistungsfähigkeit besonders kluger und kreativer Menschen durch Hirndoping zu steigern, damit sie noch mehr Positives aus sich herausholen können, nicht zuletzt auch für die Gesellschaft?

Viele Befürworter von Hirndoping bringen noch ein anderes Argument vor: Wir leben in Häusern mit Zentralheizung, können mit hoher Geschwindigkeit von Ort zu Ort reisen und nutzten Personalcomputer, um unsere Rechenkraft zu beschleunigen. Warum sollen wir da nicht auch Medikamente zum Hirndoping einnehmen? Warum soll hier ein grundlegender Unterschied gemacht werden? Über den Aspekt des Sinngehalts von Leistungen lassen sich kaum überzeugende Argumente gegen Hirndoping ableiten, das zeigen die Beispiele.

In diesem Zusammenhang weisen die Psychiater Claus Normann und Mathias Berger zusammen mit den Ethik-Wissenschaftlern Giovanni Maio und Joachim Boldt von der Universität Freiburg auf zwei Gefahren hin, die durch die Verbreitung von Hirndoping entstehen können. Die eine bestehe darin, dass durch

Hirndoping, das sich rein auf Effizienz und Kontrolle ausrichte, aus dem Blick geraten könnte, welche Ziele überhaupt erstrebenswert sind. Das Leben sei eben kein gradliniger Prozess, sondern es bestehe »zu einem nicht unerheblichen Teil auch aus überraschenden Wendungen, Neuanfängen und Neuausrichtungen«. Gerade die Langsamkeit und die Fähigkeit, vergessen zu können, würden dabei helfen, einmal gefasste Zielsetzungen zu reflektieren und gegebenenfalls zu revidieren. Ähnliche Aspekte hatte ich schon bei den Ausführungen zum möglichen Verlust an Kreativität durch Hirndoping angesprochen. Die zweite Gefahr bestehe nach Ansicht der Autoren darin, dass Hirndoping ein »Glück ohne Umweg« ermöglichen könnte, wodurch in den Hintergrund gerate, dass »Glück auch als Produkt von Bemühungen und Auseinandersetzungen mit der Wirklichkeit verstanden werden kann«. So fragen die Autoren, »ob jemandem, der am Wert seines normierten Durchschnittslebens zu zweifeln beginnt, mit der Gabe von zum Beispiel Antidepressiva wirklich geholfen ist und ob es gut ist, auf diese Art die eigenen Zweifel zum Schweigen zu bringen«. Hirndoping könne dadurch den Antrieb zur Veränderung der eigenen Situation unterbinden und zur Akzeptanz unguter Lebensumstände führen.

Ich betrachte beide Aspekte nicht als grundsätzliche Argumente gegen Hirndoping, halte sie aber für sehr wichtige Punkte, die bei einem differenzierten Umgang mit dem Thema berücksichtigt werden müssen.

HIRNDOPING UND FAIRNESS IM WETTBEWERB

Kritiker bringen häufig das Argument vor, Hirndoping führe zu unfairem Verhalten im Wettbewerb. In Anlehnung an Doping im Sport müssen drei Formen von Hirndoping im Wettbewerb unterschieden werden: Hirndoping direkt während einer Prüfung, um durch die Einnahme eines Medikaments die geistige Leistungsfähigkeit mit dem Ziel eines besseren Prüfungsergebnisses zu erhöhen; Doping in der Vorbereitung auf die Prüfung, um in einer kürzeren Zeit ein höheres Lernpensum absolvieren zu können; Hirndoping bei der Verrichtung beruflicher Tätigkeiten, wie zum Beispiel bei wissenschaftlichen Aktivitäten, wo Leistungen zunächst einmal nicht im direkten Vergleich erbracht werden, die unter Hirndoping erbrachten Leistungen später aber möglicherweise zu einem Wettbewerbsvorteil führen können.

Gegen Hirndoping beim wissenschaftlichen Arbeiten ist, was den Aspekt der Fairness angeht, nichts Grundlegendes einzuwenden, ich hatte das schon oben ausgeführt. Anders sieht es bei Hirndoping in einer Prüfung oder bei der Vorbereitung auf eine Prüfungssituation aus. Direkt in einer Prüfung ist Hirndoping ähnlich wie im sportlichen Wettbewerb kritisch zu sehen. Hirndoping in Prüfungssituationen ist unfair, denn der gedopte Prüfling nutzt die Normtreue anderer zur Erzielung eines Wettbewerbsvorteils aus. Damit werden entweder die anderen Prüflinge um ihre Chancengleichheit gebracht, oder sie werden gezwungen, auch solche Praktiken anzuwenden. Auch wenn bisher in den Prüfungsvorschriften keine dementsprechenden Regeln bestehen und eine Überprüfung der Anwendung von Hirndopingmethoden vor Prüfungen als unrealistisch und aussichtslos erscheint, ist Doping in Prüfungssituationen ethisch abzulehnen. Wie sieht es aber bei Hirndoping in der Vorbereitung auf eine Prüfungssituation aus? Ist dies auch unfair? Es gibt heute eine Vielzahl von Möglichkeiten, seine Leistungsfähigkeit in der Vorbereitung auf eine Prüfung zu verbessern, etwa durch den Besuch einer Privatschule oder -universität, die Einstellung eines Tutors beziehungsweise eines Nachhilfelehrers oder den Besuch von bezahlten Sonderkursen. Alle diese Maßnahmen schaffen Unfairness. Sie sind im Prinzip nicht anders zu bewerten als Hirndoping. Wenn man Hirndoping also in dieser Situation als unfair und unethisch bezeichnen würde, müsste dies auch für alle anderen Maßnahmen gelten.

HIRNDOPING UND SOZIALE GERECHTIGKEIT

Kritiker bringen häufig das Argument vor, dass durch Hirndoping soziale Ungerechtigkeiten entstehen könnten. Es wäre zwar im Prinzip denkbar, dass irgendwann in der Zukunft Versicherungen oder Arbeitgeber die Kosten für Hirndoping übernehmen, um eine bessere Arbeitsleistung bei ihren Arbeitnehmern zu erzielen oder die unfallfreie Bedienung gefährlicher Maschinen durch eine bessere Aufmerksamkeit und Konzentration sicherzustellen. Dies ist aber unwahrscheinlich. Es wird auch in Zukunft eher so sein, dass jeder seine Hirndoping-Substanzen selbst bezahlen muss. Das wiederum bedeutet, dass sich nur besser verdienende Menschen Hirndoping-Medikamente leisten könnten. Dies würde zu einem Wettbewerbsvorteil der ohnehin schon privilegierten Bevölkerungsschicht führen. Die Kluft zwischen Arm und Reich könnte so immer größer werden.

Doch auch dieses Argument greift nicht: Zum einen dürften die Kosten für Hirndoping-Substanzen insbesondere bei einem weit verbreiteten Gebrauch in der Zukunft sehr gering sein, so

dass sich jedermann solche Substanzen leisten könnte. Bei einer weiteren Verbreitung von Hirndoping dürften auch Informationsangebote zum Beispiel über das Internet zunehmen; auch hier hätten Gebildete keinen Vorteil. Zu bedenken ist ebenfalls, dass in anderen Bereichen bereits heute erhebliche soziale Ungerechtigkeiten bestehen. So haben Studierende mit großen finanziellen Mitteln die Möglichkeit, Privatuniversitäten zu besuchen, an denen sie durch eine hohe Anzahl von Tutoren, Nachhilfelehrern oder Sonderkursen so stark gefördert werden, dass ihre Leistungen im Vergleich zu anderen Studierenden besser sind.

Auch ist zu bedenken, dass Hirndoping sogar soziale Ungerechtigkeiten beseitigen könnte, statt sie zu schaffen. Es könnte doch gesellschaftlich wünschenswert sein, den Leistungsschwächeren Dopingmittel zur Verfügung zu stellen, damit mehr Gleichheit und Gerechtigkeit entstehen. Julian Savulescu, Direktor am Zentrum für Praktische Ethik der Universität Oxford in Großbritannien, geht in einem 2006 veröffentlichten Artikel sogar noch weiter: Gerechtigkeit setze Enhancement voraus. Zusammengefasst stellt also die Tatsache, dass Hirndoping-Praktiken Einfluss auf die soziale Gerechtigkeit haben könnten, kein überzeugendes Argument für oder gegen Hirndoping dar.

GESELLSCHAFTLICHER DRUCK ZUM HIRNDOPING

In der Einleitung dieses Buches hatte ich ein Gedankenexperiment durchgespielt: Ich bat Sie, sich vorzustellen, Sie hätten eine Tochter oder einen Sohn, der in einer Klasse unterrichtet würde, in der fast alle Mitschüler Hirndoping betreiben. Würde daraus ein Gruppenzwang erwachsen in dem Sinne, dass Schüler, die Hirndoping eigentlich ablehnen, doch zu Medikamenten greifen müssten, um mit den Leistungen der anderen Schüler mithalten zu können? Wie sollten sich Eltern dabei verhalten?

In dieser Diskussion muss man drei Formen von möglichem gesellschaftlichem Druck unterscheiden: Einerseits gibt es den direkten Zwang zur Einnahme, wie er beim Militär ausgeübt werden kann (siehe Kapitel 2). Zum Zweiten können sich Studierende, Arbeitnehmer oder Wissenschaftler selbst unter Druck setzen, und drittens gibt es einen indirekten Zwang, der sich zum Beispiel aus Erwartungen an bestimmte Berufsgruppen oder durch Konkurrenzsituationen entwickeln kann.

Im Jahr 2007 ging der Fall des Wallstreet-Börsenmaklers Andrew Tong durch die Presse, der von seinem Chef gezwungen wurde, Hirndoping-Substanzen einzunehmen, um seine Leistungsfähigkeit an der Börse zu steigern. Solche Formen des direkten Zwangs zum Hirndoping stellen sicherlich Ausnahmen dar. Daraus lässt sich kaum ein realistisches Zukunftsszenario ableiten, auch wenn nicht auszuschließen ist, dass sich Staaten mit geringerer Berücksichtigung von Persönlichkeits- und Freiheitsrechten für solche Zwangsmaßnahmen entscheiden könnten, wenn sie ihnen einen wirtschaftlichen Vorteil bringen würden.

Problematischer ist der Druck, den sich Studierende, Arbeitnehmer oder Wissenschaftler selbst machen. Hirndoping könnte Mittel zum Zweck werden, in der gesellschaftlichen Rangordnung eine bessere Position einzunehmen. Viele Wissenschaftler und Arbeitnehmer sind heute schon bereit, sechzig, achtzig oder noch mehr Stunden pro Woche zu arbeiten und ihre Gesundheit zu vernachlässigen, nur um besser, schneller und angesehener als ihre Kollegen zu sein. Gerade solche Menschen könnten sich und ihre Gesundheit durch Hirndoping und dessen Nebenwirkungen erheblich gefährden.

Ein weiterer »Zwang« kann sich aus den Erwartungen ergeben, die wissenschaftliche Studien zum Hirndoping wecken. Ein Beispiel dafür ist die Studie von Jerome Yesavage und Mitarbeitern aus dem Jahr 2002. Hier wurde gezeigt, dass Piloten unter der Einnahme des Acetylcholinesterase-Hemmers Donepezil in komplexen Flug- und Notfallsituationen besser reagierten. Man kann sich leicht ausmalen, welche Konsequenzen solche Forschungsergebnisse haben könnten. Wenn sich die Befunde als zuverlässig bestätigen würden, wäre man dann als Fluggast nicht beruhigt, wenn Piloten diese Medikamente einnehmen würden? Und steigt dann nicht auch der Druck seitens der Vorgesetzten? Könnten Fluglinien höhere Preise verlangen, wenn das Flugzeug von einem gedopten Piloten gesteuert wird?

Auch im ärztlichen Bereich, bei Chirurgen oder anderem ärztlichem Personal, könnte man sich ein solches Szenario vorstellen, wenn sich herausstellen würde, dass die von Gill und Kollegen von der Loma Linda University in Kalifornien gemachten Beobachtungen richtig sind, dass Notfallärzte nach einer durchwachten Nacht unter Modafinil bessere Leistungen erbringen. Würde man dann von Ärzten erwarten, dass sie Hirndoping betreiben? Wie würden sich Vorgesetzte in den Kliniken, Versicherungsgesellschaften oder auch die Patienten verhalten? Wenn es tatsächlich so wäre, dass Chirurgen bei Einnahme von Dopingsubstanzen besser operierten, würde ein weiteres Problem entstehen: Der Vorteil läge nur beim Patienten, während der Chirurg das gesundheitliche Risiko zu tragen hätte. Eine gesellschaftliche Erwartung an Chirurgen, Doping zu betreiben, wäre demnach besonders problematisch.

Noch naheliegender ist die Anwendung von Hirndoping im Schul- und Studienbereich. Ein indirekter Zwang könnte daraus resultieren, dass die Schulkameraden oder Studienkollegen fast alle Hirndoping anwenden. Es entsteht ein sozialer Zwang, mithalten zu müssen. Besonders bei Kindern und Jugendlichen wäre diese Gefahr besonders groß. Daher sind auch 86 Prozent der Antwortenden in der Nature-Umfrage der Meinung, dass die Medikamentengabe an Kinder unter sechzehn Jahren verboten oder zumindest eingeschränkt werden sollte. 33 Prozent gaben an, dass sie einen gesellschaftlichen Druck verspüren würden, wenn Schulkameraden ihrer Kinder Hirndoping betreiben würden.

Die Entstehung von gesellschaftlichem Druck ist daher ein relevantes ethisches Problem. Durch den weit verbreiteten Gebrauch von Hirndoping würden Menschen, die keine Substanzen zum Hirndoping einnehmen wollen, indirekt doch dazu gezwungen, um mithalten zu können. Besonders problematisch wäre dies bei Kindern. Und auch ein vom Arbeitgeber ausgeübter Druck wäre höchst problematisch. Damit stellt der gesellschaftliche Druck infolge der Verbreitung von Hirndoping für mich ein stichhaltiges Argument gegen eine breite Anwendung von Hirndoping dar.

HIRNDOPING UND UNSERE PERSÖNLICHKEIT

Unter dem Begriff »Persönlichkeit« versteht man die Summe aller Eigenschaften, die einen Menschen in unverwechselbarer Weise ausmachen. Die Persönlichkeit eines Menschen unterliegt zwar einem lebenslangen Veränderungsprozess, man weiß heute aber, dass viele Persönlichkeitseigenschaften angeboren sind beziehungsweise dass sich die meisten Eigenschaften bis zum jungen Erwachsenenalter so verfestigen, dass sie für den Rest des Lebens mehr oder weniger stabil bleiben. Das bedeutet natürlich nicht, dass sie sich überhaupt nicht mehr ändern können, aber es wird mit zunehmendem Alter schwieriger. Die Forschung geht heute davon aus, dass Persönlichkeitseigenschaften zu etwa 30 bis 40 Prozent genetisch bedingt sind. Aber auch Umgebungsfaktoren sind sehr wichtig für die Ausbildung charakteristischer Persönlichkeitseigenschaften. Wenn ein Junge von der genetischen Ausstattung her zu aggressivem und impulsivem Verhalten neigt, können Eltern, denen es gelingt, die Aggressivität in gute Bahnen zu lenken, etwa durch Sport oder schulische Leistungen, sehr viel bewirken. Der Junge kann lernen, diese Eigenschaften in seine Persönlichkeit zu integrieren oder sogar positiv zu nutzen.

Immer wieder wird als Argument gegen Hirndoping vorgebracht, dass sich unsere Persönlichkeit durch Hirndoping verändern würde. Hierbei muss man unterscheiden: Ist mit der Persönlichkeitsänderung durch Hirndoping die direkte chemische Modulation durch die Substanzen gemeint, oder verändern wir uns durch Hirndoping, weil uns wichtige menschliche Erfahrungen wie der Umgang mit oder die Reifung an Schwächen oder negativen Erlebnissen verschlossen bleiben? In diesem Zusammenhang wird häufig vorgebracht, die Verbreitung von Hirndoping sei Ausdruck eines Menschenbildes, das sich nur am Optimalen orientiere; andere wichtige menschliche Erfahrungen und Wirklichkeiten wie Schwäche oder Versagen würden ausgeblendet. Im neunten Kapitel werde ich auf diese Frage zurückkommen.

Wie sieht es nun mit der Persönlichkeitsänderung durch eine direkte chemische Beeinflussung infolge von Hirndoping aus? Wir wissen heute, dass jede Begegnung, jeder Sinneseindruck, jedes Gespräch neurobiologische und chemische Spuren im Gehirn hinterlässt. Wenn wir uns sehr ängstigen oder freuen, kommt es im Gehirn zur Ausschüttung von chemischen Botenstoffen wie Dopamin und Noradrenalin, und das geschieht in einem Ausmaß, wie es oft selbst wirksame Hirndopingsubstanzen nicht erreichen. Wenn jemand im Rahmen einer Psychotherapie intensive Gespräche führt, wodurch er seine Sichtweise oder den Umgang mit seinen Problemen ändert, hat dies selbstverständlich eine biologische, neurochemische Auswirkung. Jedes Gespräch kann uns zu einem »anderen Menschen« machen, wie Eric Kandel es ausdrückt.

Die Tatsache, dass durch Hirndoping infolge direkter chemischer Prozesse unsere Persönlichkeit verändert wird, kann daher nicht als prinzipielles Argument gegen Hirndoping herangezogen werden, da jede Form der direkten oder indirekten Einflussnahme auf chemische Prozesse im Gehirn zu einer »Veränderung der Persönlichkeit« führt. Darüber hinaus wird die Persönlichkeitsänderung durch Hirndoping meist in ihrer negativen Ausprägung diskutiert, als Schaden an unserer Persönlichkeit. Das muss natürlich nicht der Fall sein. Man kann sich doch auch vorstellen, dass durch Hirndoping positive Eigenschaften entfaltet werden, zum Beispiel dass es möglich wird, aggressive Impulse besser im Griff zu haben.

Dennoch macht es einen Unterschied, ob sich die Persönlichkeit eines Kindes oder eines jungen Heranwachsenden gerade entwickelt oder ob sie bei einem Erwachsenen schon verfestigt ist. Hirndoping ist auch aus diesem Grund bei Kindern und Jugendlichen abzulehnen.

HIRNDOPING UND VERANTWORTUNG

Zurück zu einem Fall, den ich bereits erwähnt habe: Im Jahr 2002 hatten zwei US-amerikanische Soldaten in Afghanistan vier kanadische Verbündete erschossen und sich dann in der Gerichtsverhandlung darauf berufen, sie hätten unter dem Einfluss von Amphetaminen gestanden. Ihre Anwälte argumentierten, dass ihre Handlungen durch die Medikamenteneinnahme nicht mehr als ihre eigenen gelten könnten. Hirndoping habe sie »zu anderen Menschen gemacht«, die Taten seien »mit ihnen geschehen« und sie könnten daher auch keine Verantwortung für das Geschehene übernehmen. Was wäre aber die Folge einer solchen Einstellung? Nicht nur bei militärischen Gerichtsverhandlungen, sondern auch bei Verhandlungen über bestandene oder nichtbestandene Prüfungen oder Leistungen am Arbeitsplatz, zum Beispiel von Börsenmaklern nach einem Börsencrash, könnte es zu unüberschaubaren Klagewellen kommen.

Ist es aber wahr, dass durch Hirndoping unsere Fähigkeit, unser Verhalten zu kontrollieren und damit Verantwortung übernehmen zu können, beeinträchtigt wird? Ich hatte beschrieben, dass man durch Amphetamine aggressiver und impulsiver werden kann. Dies bedeutet, dass man Handlungsimpulse, die man ansonsten kontrolliert, unter Medikamenteneinfluss nicht mehr unterdrücken kann. Es ist nicht auszuschließen, dass man unter Hirndoping ganz anders handelt als wenn man keine Medikamente einnimmt. Amphetamine können zum Beispiel zu persönlichkeitsfremden Handlungen führen, also zu Verhaltensweisen, die nicht zum normalen Handlungsrepertoire einer Person gehören. Die Fähigkeit zum verantwortlichen Handeln kann also tatsächlich durch Hirndoping eingeschränkt werden.

Wie bereits erwähnt, kann die Einnahme von Methylphenidat und Modafinil dazu führen, dass eigene Fähigkeiten überschätzt werden. Wie problematisch dies werden kann, zeigt sich am Beispiel von Chirurgen und Piloten. Schon kleinste Überschätzungen der eigenen Leistungsfähigkeit können gravierende Konsequenzen haben. Durch ein erhöhtes Erregungsniveau, das bei Chirurgen oder Piloten infolge von Stress häufig vorliegt, könnten diese Probleme noch weiter verschärft werden.

Hirndoping könnte aber auch durch ein weiteres Phänomen dazu führen, dass die Übernahme von Verantwortung gestört wird. Stellen Sie sich vor, es gäbe ein Medikament, das es uns ermöglicht, alle negativen Erlebnisse zu vergessen, während wir uns an die schönen und positiven Dinge erinnern könnten. Dies könnte zwar Soldaten, die mit schrecklichen Kriegsereignissen konfrontiert wurden, oder Trauma-Opfern nach einer Vergewaltigung helfen. Auf der anderen Seite würde aber das völlige »Ausblenden« negativer Erfahrungen zu einer »Abstumpfung« führen. Wenn negative Erlebnisse gar nicht mehr als solche wahrgenommen werden, können wir keine Verantwortung mehr für sie übernehmen und uns entgeht die Möglichkeit, aus ihnen für die Zukunft zu lernen. Durch das »Ausblenden« negativer Erfahrungen würde auch unsere Fähigkeit zur Empathie verringert werden. Wer selbst keine traurigen Erlebnisse durchlebt und durchlitten hat, wird sich weniger gut auf das Leid anderer Menschen einlassen können. Das Leid anderer wird ihm fremd vorkommen und keine Reaktion auslösen. Eine Manipulation durch Hirndoping hätte hier weitreichende Konsequenzen. Wären wir noch dieselben Menschen, wenn wir nicht an negativen Erfahrungen lernen und reifen könnten?

Die ethische Reflexion hat neue Fragen aufgeworfen und Probleme beleuchtet, die zu den bereits oben angeführten Argumenten gegen Hirndoping hinzugezählt werden müssen. Besonders problematisch ist aus meiner Sicht, dass Hirndoping möglicherweise unsere Fähigkeit, Verantwortung zu übernehmen, einschränkt, dass Hirndoping zu Unfairness im Wettbewerb führen kann und dass bei einer Freigabe von Hirndoping der gesellschaftliche Druck so groß werden könnte, dass selbst diejenigen, die ihr Gehirn nicht dopen wollen, indirekt dazu gezwungen würden. Wer sich für weitere und vertiefende Texte zu ethischen Implikationen von Hirndoping interessiert, sei auf zwei aktuelle Bücher verwiesen, die Bettina Schöne-Seifert zu ethischen Aspekten von »Neuroenhancement« kürzlich herausgegeben hat, sowie auf einen Bericht über die Jahrestagung des Deutschen Ethikrates 2009 zum Thema *Der steuerbare Mensch? Über Einblicke und Eingriffe in unser Gehirn.*

8. *Alternativen*

Wenn mit den heute zur Verfügung stehenden Medikamenten die genannten medizinischen, aber auch ethischen Problemen verbunden sind, gibt es dann andere Möglichkeiten der Leistungssteigerung oder des Leistungserhalts?

ALTERNATIVEN, UM IM LERN- UND ARBEITSLEBEN GEISTIG FIT ZU BLEIBEN

An Schüler, Studierende und Berufstätige werden in unserer modernen Wissensgesellschaft enorme geistige Anforderungen gestellt. Viele Menschen sind diesem Druck nicht gewachsen. Sie werden zunächst versuchen, die Belastungen durch Mehrarbeit zu kompensieren. Wenn auch Mehrarbeit nicht ausreicht, werden diese Menschen besonders gefährdet sein, durch Hirndoping zu versuchen, Wachheit, Konzentrationsfähigkeit und Aufmerksamkeit sogar dann noch zu steigern, wenn die Reserven des Gehirns bereits erschöpft sind. Hirndoping ist dann besonders gefährlich. Denn mit dieser Form des Hirndopings wird versucht, über die eigentlich vorhandenen Grenzen hinauszugehen; Geist und Körper erhalten keine Ruhepausen zur notwendigen Erholung mehr. Es entwickelt sich ein gefährlicher Teufelskreis aus Erschöpfungszuständen, Unruhe- und Angstsymptomen, Schlafstörungen und entstehender Abhängigkeit von Hirndoping-Substanzen. Der Griff zur Tablette ist dann nichts anderes als ein ungenügender Versuch, mit einer Situation zurechtzukommen, über die man schon längst die Kontrolle verloren hat.

Andere Menschen werden Hirndopingmittel einsetzen, um ihre Arbeit in kürzerer Zeit zu erledigen. Dann bliebe mehr Zeit und Raum für Freizeitaktivitäten, und ein zufriedeneres Leben wäre die Folge. Denken Sie an einen Manager, der am Freitagabend eine Kapsel Modafinil einnimmt und damit bis spät in die Nacht konzentriert alle E-Mails abarbeitet, um Samstag und Sonntag für die Familie Zeit zu haben. Hier ist das Motiv ein völlig anderes, und Hirndoping wäre in einem solchen Fall weniger gefährlich. Wieder andere werden versuchen, durch Hirndoping mehr aus sich herauszuholen oder die Qualität ihrer Arbeit zu verbessern. Denkbar wäre dies bei Chirurgen, die unter Hirndoping besser und länger konzentriert operieren und damit die

Komplikationsrate senken könnten. Andere würden versuchen, durch Antidepressiva ihre emotionale Ausgeglichenheit oder ihre soziale Kontaktfähigkeit zu verbessern, durch welche Substanz auch immer zu genialen Ideen zu gelangen oder sich im Beruf selbst zu verwirklichen.

Hirndoping wird aus vielen verschiedenen Motiven heraus betrieben. Und so vielfältig sind auch die möglichen Alternativen, die statt Hirndoping eingesetzt werden können. Es gibt auf dem Markt eine Menge an Ratgebern, die Anleitungen geben, wie man seine Leistung steigern, den Umgang mit Stress verbessern oder glücklicher leben kann. Ziel dieses Buches ist es nicht, alle möglichen Aspekte erschöpfend zu behandeln. Im Folgenden möchte ich nur einige Hinweise geben, wie wir unsere geistige Leistungsfähigkeit im Alltag wirksam verbessern und erhalten können.

ORGANISIEREN SIE SICH UND IHRE ARBEIT Allgemein hat in den meisten Berufen eine starke Verdichtung der zu bewältigenden Arbeit stattgefunden. Dies führt häufig dazu, dass man sich von seiner Arbeit beherrscht fühlt. Was können Sie tun, um die Kontrolle über ihre Arbeit zu behalten oder sie wiederzuerlangen? Hier ein paar Anregungen:

Organisieren Sie Ihren Arbeitsplatz: Wenn sich auf dem Schreibtisch Berge unerledigter Papiere türmen, werden Sie schon erschöpft sein, wenn Sie nur das Büro betreten. Ein gut geordneter Schreibtisch beseitigt oft auch ein inneres Chaos. Zu einer guten Arbeitsplatzorganisation gehört auch, eine übersichtliche Ablage anzulegen. Ordnen Sie Ihre Projekte oder Dokumente sinnvoll und übersichtlich, so dass Sie alles schnell wieder auffinden.

Organisieren Sie Ihren Tag nach Ihrem Biorhythmus der geistigen Leistungsfähigkeit. Wenn Sie die Möglichkeit haben, Ihren Tagesablauf in Eigenregie zu gestalten, dann analysieren Sie genau, wann Sie Ihre guten und Ihre schlechten Leistungsphasen haben. Versuchen Sie dann, Ihre Termine danach auszurichten. Nutzen Sie die Zeiten der geistigen Hochphase für konzentrierte Arbeit, während Sie Tätigkeiten, die ein geringes Maß an Konzentration erfordern, wie zum Beispiel E-Mails abarbeiten, in leistungsmäßige Tiefphasen legen.

Schieben Sie nichts auf die lange Bank: Was Sie sofort erledigen können, sollten Sie auch sofort erledigen. Viele Dinge sind schneller erledigt, als Sie denken. Machen Sie es sich zur Regel, bei der

Durchsicht der Post alles sofort zu bearbeiten, was weniger als fünf Minuten braucht. Für Arbeiten, die mehr Zeit in Anspruch nehmen, legen Sie am besten einen Termin fest, an dem Sie sie erledigen.

Befreien Sie sich von unnötigem Ballast: Die wichtigste Ablage ist der Papierkorb. Machen Sie sich frei von Dingen, die sie sowieso nicht mehr brauchen werden.

Sagen Sie auch mal »Nein«: Schätzen Sie ein, was Sie wirklich bewältigen können, und lehnen Sie auch mal einen Auftrag Ihres Chefs ab, wenn Sie das mit anderer zu erledigender Arbeit begründen können. Manche Menschen überfordern sich, weil Sie meinen »Nein« zu sagen sei ein Eingeständnis von Schwäche. Doch das Gegenteil trifft zu. Durch ein Nein signalisieren Sie, dass Sie in der Lage sind, Ihre Arbeit professionell und verantwortungsvoll zu gestalten.

Und für die Studierenden, die keine krankheitsbedingte Lernstörung haben, ist gut geplantes und intensives Lernen das beste Hirndoping. Eric Kandel schreibt dazu in seinem berühmten Buch *Auf der Suche nach dem Gedächtnis*: »Fleißig studieren dürfte zweifellos die beste Kognitionshilfe für all diejenigen sein, die unbeeinträchtigt lernen können«. Dem ist nichts hinzuzufügen.

MACHEN SIE PAUSE Viele Menschen versuchen, das erhöhte Arbeitspensum mit Durcharbeiten zu bewältigen. Sie verzichten auf die Kaffeepause am Morgen, das Mittagessen wird nebenbei am Computer eingenommen und abends geht es sofort mit den Freizeitaktivitäten oder mit Familienterminen weiter. Dies ist ein großer Fehler, denn Pausen sind unerlässlich, damit sich Körper und Geist erholen und wieder auftanken können. Einer Periode mit hoher Leistung muss immer eine Phase der Ruhe und Erholung folgen. Wer dieses Prinzip missachtet und versucht, sich durch Hirndoping über dieses Erholungsbedürfnis hinwegzusetzen, lebt gefährlich. Stehen Sie lieber alle ein bis zwei Stunden für ein paar Minuten von Ihrem Arbeitsplatz auf, gehen Sie ein paar Schritte im Büro herum, machen Sie einige Fitness-Übungen, schauen Sie achtsam aus dem Fenster, beobachten Sie einen Baum in der Nähe oder die vorüberziehenden Wolken am Himmel, halten Sie einfach nur inne und lassen Ihrem Körper und Geist Zeit, kurz aufzutanken. Machen Sie eine ausreichende Mittagspause und bewegen Sie sich nach dem Essen ein wenig an der frischen Luft. Versuchen Sie auch, sich mit Ihren Kollegen über andere Dinge als Ihre Arbeit zu unterhalten, und kommen Sie so auf andere Gedanken.

Pausen sind auch wichtig, weil sie die Kreativität fördern. Die besten Ideen entstehen nicht, wenn Sie am Computer sitzen, E-Mails bearbeiten oder Schriftstücke konzentriert durcharbeiten. Gute Ideen hat man dann, wenn die Gedanken frei flottieren können, zum Beispiel beim Duschen, beim Rasieren, beim Waldspaziergang, beim Blick aus dem Fenster, also in Situationen, in denen die Aufmerksamkeit nicht auf eine bestimmte Aufgabe gerichtet ist, sondern wenn sich unterschiedliche Gedankenströme zu etwas Neuem zusammenfügen. Das gradlinige, konzentrierte Abarbeiten von Aufträgen ist der größte Feind der Kreativität. Im fünften Kapitel habe ich erwähnt, dass Hirndoping die Kreativität stören kann, wenn Aufmerksamkeit und Konzentration gesteigert werden und freie, unsortierte Gedanken keinen Raum mehr haben. Gerade der Verzicht auf Hirndoping kann uns zu kreativeren Menschen machen.

SCHLAFEN SIE AUSREICHEND VIEL Ausreichender Schlaf ist für eine hohe geistige Leistungsfähigkeit von großer Bedeutung. Einer aktuellen Studie der Organisation für wirtschaftliche Zusammenarbeit und Entwicklung (OECD) zufolge schlafen die Deutschen im Durchschnitt acht Stunden und zehn Minuten. Ein häufig genannter Richtwert ist eine Mindestschlafdauer von sieben Stunden. Dies stimmt aber nur bedingt, da die nötige Schlafdauer individuell sehr unterschiedlich ist. Manche Menschen kommen mit fünf Stunden Schlaf völlig aus, während andere neun Stunden schlafen müssen, um sich körperlich und geistig fit zu fühlen. Jeder muss dies für sich selbst herausfinden.

Ein chronischer Schlafmangel führt zu Einbußen in der geistigen Leistungsfähigkeit. Ein wichtiges Warnsymptom für Überforderungssituationen ist es, wenn es abends nicht gelingt, abzuschalten und zur Ruhe zu kommen. Wer regelmäßig Ein- und Durchschlafstörungen hat, sollte dies nicht hinnehmen, sondern einen Arzt aufsuchen. Schlafstörungen können zum Beispiel Zeichen einer Depression, eines chronischen Erschöpfungszustandes oder auch anderer psychischer Erkrankungen sein.

Warum ist Schlaf für unsere geistige Leistungsfähigkeit so wichtig? Dies liegt daran, dass das Gehirn im Schlaf keineswegs untätig ist. Der bekannte US-amerikanische Schlafforscher Giulio Tononi sagt, dass der Schlaf der Preis ist, den wir für die Plastizität des Gehirns, für seine ausgeprägte Anpassungs- und Veränderungsfähigkeit, zu zahlen haben. In seiner Theorie der synaptischen Homöosthase geht er davon aus, dass es während des Wachzustandes durch die Verarbeitung unzähliger Eindrücke und Erfahrungen sowie Gedächtnisbildungen zu einer Verstärkung der synaptischen Verbindungen zwischen den Nervenzellen des Gehirns kommt. Während des Schlafes findet eine synaptische Herabregulierung statt, wodurch das synaptische Gleichgewicht im Gehirn wiederhergestellt wird. Dies führt dazu, dass nur die stärksten tagsüber gebildeten Verbindungen überleben.

Während des Schlafes verankern und verfestigen wir also unsere Tageserlebnisse im Gedächtnis. Dies hat der Lübecker Schlafforscher Jan Born in vielen eindrucksvollen Experimenten belegen können (vergleiche Diekelmann und Born, 2010). So forderte er beispielsweise junge Menschen auf, am Abend Wortlisten oder Zahlenreihen zu lernen oder Geschicklichkeitsaufgaben zu trainieren. Anschließend konnte die Hälfte der Probanden schlafen, während die andere Hälfte am Nachtschlaf gehindert wurde. Als am nächsten Tag die Leistung erneut getestet wurde, hatte die Gruppe mit dem ausreichenden nächtlichen Schlaf bessere Testleistungen als ihre übermüdeten Altersgenossen. Sie können jetzt natürlich einwenden, dass eine Nacht ohne Schlaf ziemlich stressig ist und damit auch die Testleistungen schlechter werden dürften. Dies ist aber nur zum Teil richtig. Denn Born konnte zeigen, dass ganz bestimmte Schlafstadien und nicht einfach nur die Gesamtlänge des Schlafes für die Verfestigung von Gedächtnisinhalten wichtig sind. So wies er nach, dass der frühe Schlaf, in dem die Tiefschlaf-Phasen überwiegen, für die Verfestigung der deklarativen Gedächtnisinhalte (also die Speicherung von Fakten wie Namen, Zahlen) verantwortlich ist, während im späten Schlaf, der von Traumphasen (REM-Schlaf) geprägt ist, eher prozedurale Gedächtnisinhalte (also zum Beispiel neu gelernte Bewegungsabläufe) verfestigt werden.

Schlaf hat also eine ganz elementare Funktion für die Erholung von Körper und Geist und für die Bildung unseres Gedächtnisses. Dies dürfte einer der Gründe dafür sein, dass sich in der menschlichen Evolution mit dem zunehmenden Erwerb kognitiver Funktionen die Schlafdauer nicht wesentlich verkürzt hat. Welche dramatischen Folgen eine wochenlange Schlaflosigkeit haben kann, habe ich schon an dem bereits oben geschilderten

Fall eines Mannes gezeigt, der über Wochen nicht schlafen konnte. Nicht nur Aufmerksamkeit, Konzentration und Gedächtnisleistungen waren erheblich gestört, es kam auch zu einer schweren Funktionsstörung des Gehirns mit Verwirrtheitszuständen, falschen Sinneseindrücken und Wahnvorstellungen.

TRINKEN SIE KAFFEE Auch ein ausreichender Kaffeekonsum kann zur Steigerung der geistigen Leistungsfähigkeit empfohlen werden. Kaffee ist die älteste Substanz zur natürlichen Verbesserung von Wachheit, Aufmerksamkeit und Konzentration. Millionen von Menschen beginnen ihren Tag mit einer Tasse Kaffee und überbrücken mit Koffein auch das Mittagstief. Die Effekte von Koffein bei Gesunden sind besonders dann stark ausgeprägt, wenn wir müde sind. Sogar die Gedächtnisleistungen können sich verbessern, wenn man nach einer durchwachten Nacht Koffein zu sich nimmt. Dagegen lässt sich die Leistungsfähigkeit durch Koffein weniger stark steigern, wenn wir ausgeschlafen und geistig fit sind. Kaffee kann also eher helfen, Leistungseinbußen durch Müdigkeit aufzuheben. Er hilft aber weniger, die Leistungsfähigkeit über das Normalmaß hinaus anzuheben.

Erstaunlich ist, dass der Effekt von hohen Mengen Koffein durchaus mit den Wirkungen von Medikamenten wie Amphetaminen und Modafinil vergleichbar ist. Eine Studie von Nancy Wesensten, die ich bereits im vierten Kapitel dargestellt habe, verglich den Effekt von 600 mg Koffein mit dem von 400 mg Modafinil beziehungsweise 20 mg D-Amphetamin. Die Studie zeigte, dass die Effekte nahezu vergleichbar sind. Koffein stellt also tatsächlich eine Alternative zu den beiden anderen, weitaus problematischeren Substanzen dar (siehe Tabelle 7). Wie Tabelle 8 zeigt, kann eine Menge von 600 mg Koffein durch circa sechs Tassen Kaffee, aber auch durch einen »Cafe Grande« der Kaffeehauskette Starbucks zugeführt werden. In dieser größten Getränkeeinheit sind circa 550 mg Koffein enthalten. Überraschend niedrige Konzentrationen von Koffein finden sich dagegen in Energy-Drinks. Hier enthalten 250 ml des Getränks nur 80 mg Koffein, also nicht mehr als eine Tasse Kaffee. Die Getränke enthalten jedoch 1000 mg der Aminosäure Taurin sowie einen hohen Zuckeranteil. Laut Hersteller soll die Wirkung des Koffeins durch Taurin und andere Inhaltsstoffe verstärkt werden. Belege dafür gibt es nicht. Man muss annehmen, dass es hier relativ hohe Placeboeffekte gibt.

Tabelle 7: Wirksamkeit von Koffein und koffeinhaltigen Energy-Drinks auf verschiedene Leistungsbereiche des Gehirns bei Gesunden

Substanz, Dosis	Koffein, 1 × 50 – 600 mg bis zu 6 Tage	Koffein, 1 × 150 – 600 mg	Energy Drink, 1 × 250 ml
Anzahl RCTs	6	12	6
Schlafentzug	nein	ja	nein
Anzahl Probanden	358	538	174
Alter	18 – 77	18 – 38	18 – 35
Wachheit & Aufmerksamkeit	↑	↑↑	↑↑
Reaktionszeit	(↓)	↓↓	↓
Müdigkeit	(↓)	↓↓	(↓)
Gedächtnis	o	↑	o – (↑)
Stimmung	o	↑↓	o
Subjektive Selbsteinschätzung/ Selbstvertrauen	(↑)	(↑)	(↑)

Wirkungen von Koffein und Energy Drinks bei gesunden Probanden mit/ohne Schlafentzug anhand von randomized controlled trials (RCTs) jeweils im Vergleich zu Placebo: k.A. = keine Angabe, o = kein Effekt, (↑) / (↓) = leichter Effekt, ↑ / ↓ = mittelstarker Effekt, ↑↑ / ↓↓ = starker Effekt

Tabelle 8: Übersicht über die Koffeinkonzentrationen in verschiedenen Getränken

Getränk	Koffein in mg
Cafe Grande Starbucks	550 mg
Normaler aufgebrühter Kaffee, 1 Tasse	80 bis 150 mg
Red Bull 250 ml	80 mg
Coca Cola 250 ml	30 mg
Schwarzer Tee 250 ml	20 mg

Tabelle nach Stahl, Seite 859.

Und wie wirkt Koffein? Koffein entfaltet seine Wirkung im Gegensatz zu Modafinil und Amphetaminen nicht durch direktes Einwirken auf den Botenstoff Dopamin, sondern nur indirekt. Es werden unter anderem sogenannte Adenosinrezeptoren blockiert, die wiederum in indirekter Verbindung mit dopaminergen Nervenzellen stehen. Diese Blockade führt zu einer Steigerung der Dopaminaktivität, was mit einer verbesserten Wachheit und Aufmerksamkeit einhergeht. Man nimmt auch an, dass Koffein die Schlüsselstellen blockiert, an denen normalerweise der hemmende Gehirnbotenstoff Gamma-Aminobuttersäure (GABA) bindet, der unter anderem für Müdigkeit verantwortlich ist.

Da Koffein nur indirekte Wirkungen auf das Dopamin-System hat, ist es in der Anwendung viel sicherer als Modafinil oder Amphetamine. Die Suchtgefahr ist gering, und auch die Anwendung ist sicher, wenn man Kaffee verträgt und keine Probleme mit dem Magen bekommt. Koffein kann zwar kurzfristig zu Unruhe, beschleunigtem Herzschlag und zu einem erhöhtem Blutdruck beitragen, bei langfristiger Einnahme fördert es jedoch nicht die Entwicklung eines Bluthochdrucks.

Woran liegt es, dass Kaffee bei manchen Menschen gar nicht wirkt und bei anderen nur Nebenwirkungen verursacht? Ursache dafür könnte sein, dass etwa 10 Prozent der Bevölkerung Enzyme besitzen, die nicht normal funktionieren. Koffein wird genau wie viele Medikamente in der Leber über sogenannte Cytochrom-P450-Enzyme abgebaut. Diese Stoffwechselenzyme liegen bei diesen Menschen in genetischen Abwandlungen vor, die dazu führen, dass die Substanzen entweder schnell oder sehr langsam abgebaut werden. Koffein wird nun über eine Variante des Cytochrom-P450-Enzyms abgebaut, die man als CYP1A2 bezeichnet, und auch für dieses Enzym gibt es genetische Varianten. Manche bauen Koffein schnell, andere langsam ab. Diejenigen mit dem schnellen Stoffwechsel werden die Wirkung von Koffein kaum spüren. Sie können sogar abends Kaffee genießen und haben in der Nacht keine Probleme mit dem Schlafen. Im Gegensatz dazu bauen Menschen mit einer schwächer wirksamen Form des Enzyms Koffein langsamer ab. Sie werden daher einen starken stimulierenden Effekt wahrnehmen und sich nach dem Konsum wacher und konzentrierter fühlen.

TREIBEN SIE SPORT Viele Menschen verzichten unter zunehmender Arbeitsbelastung auf regelmäßige Bewegung und Sport. Wir wissen heute, dass regelmäßige sportliche Aktivität nicht nur das Herzinfarkt- und Schlaganfallrisiko senkt, sondern auch die geistige Leistungsfähigkeit verbessern kann. Wenn Sie zwei- bis dreimal pro Woche Sport treiben, werden Sie eine deutliche Verbesserung wahrnehmen.

Es ist ein bekanntes Phänomen, dass sich nach sportlicher Betätigung Wachheit, Konzentration und Aufmerksamkeit natürlich verbessern. Dies kann man sich folgendermaßen erklären: Durch die körperliche Anstrengung kommt es zur Ausschüttung von Dopamin und Noradrenalin im Gehirn. Sport ist also eine einfache und wirksame Form der geistigen Leistungssteigerung.

»SCHLUCKEN SIE NICHT ALLES HERUNTER«, WAS SIE BELASTET Stimmungsschwankungen, Schlafstörungen, Angstzustände, Unruhe, Nicht-abschalten-Können oder ähnliche Beschwerden können Anzeichen für die Entwicklung einer psychischen Störung wie zum Beispiel einer Depression oder einer Angsterkrankung sein. Nehmen Sie solche Symptome einer verminderten Leistungsfähigkeit als Warnzeichen ernst und suchen Sie sich Hilfe: im Kreis der Familie, bei Kollegen oder Freunden. Für viele Menschen ist dies nicht selbstverständlich, denn sie haben gelernt, ihre Beschwerden nicht offen zu äußern und Probleme einfach herunterzuschlucken. Im Zweifelsfall sollten Sie immer einen Arzt oder Psychologen zu Rate ziehen, denn: Psychische Erkrankungen sind sehr häufig. Jeder Dritte ist im Laufe seines Lebens davon betroffen. Psychische Erkrankungen sind meist gut mit einer Psychotherapie und/oder Medikamenten zu behandeln. Bei leichteren Beschwerden sollte es ausreichen, einen »Coach« zu Rate zu ziehen, mit dem Veränderungsmöglichkeiten gesucht werden.

ALTERNATIVEN, UM DEM GEISTIGEN ABBAU IM ALTER VORZUBEUGEN

Hirndoping ist besonders für Menschen interessant, die in ein Alter kommen, in dem die normalen geistigen Fähigkeiten langsam nachlassen: für Rentner, für Seniorenstudenten an den Universitäten und für alle, die nach Abschluss des Berufslebens noch geistig aktiv sind. Wie kann ich mich im Alter auch ohne Medikamente geistig fit halten? Wie kann ich verhindern, an einer Demenz zu erkranken?

Ärzte und Wissenschaftler können im Einzelfall nie genau vorhersagen, wie sich die geistige Leistungsfähigkeit einer Person im Laufe der nächsten Jahre entwickeln wird. Wir können nur grobe Aussagen machen, die sich aus Untersuchungen an großen Bevölkerungsstichproben ableiten lassen. Um zum Beispiel zu untersuchen, ob Raucher ein erhöhtes Risiko für die Entwicklung einer Demenzerkrankung haben, könnte man folgendes Studiendesign wählen: Man könnte tausend Menschen, die an einer Demenz erkrankt sind, und tausend Menschen, die nicht an einer Demenz erkrankt sind, untersuchen und in deren Vorgeschichte nachforschen, ob unter den Demenz-Patienten mehr Raucher vorkommen als in der Gruppe ohne Demenz. Wenn dies der Fall wäre, könnte man vorsichtig schlussfolgern, dass Rauchen das Risiko einer Demenz erhöht. Dieses Risiko muss natürlich im Einzelfall nicht zutreffen. Man kann für jede Einzelperson nur ein Risikoprofil erstellen und einen Faktor bestimmen, um den sich das Risiko von Rauchern, an einer Demenz zu erkranken, erhöht. Ob eine Demenz aber tatsächlich auftritt, kann niemand mit absoluter Sicherheit vorhersagen.

UMGANG MIT RISIKOFAKTOREN FÜR DIE ENTWICKLUNG EINER DEMENZ Welche Risikofaktoren für die Entwicklung einer Demenz kennen wir heute? Man muss zwischen zwei Gruppen von Risikofaktoren unterscheiden: genetisch bedingte und durch Verhalten beeinflussbare Faktoren. Zu den unbeeinflussbaren Risikofaktoren gehört zum Beispiel das Geschlecht. So haben Männer ein höheres Risiko als Frauen, an einer Demenz zu erkranken. Das Alter ist ebenfalls ein unbeeinflussbarer Risikofaktor. Je älter man ist, desto höher ist das Demenzrisiko. Auch Erbfaktoren spielen eine Rolle. Man weiß heute, dass eine Variante im Apolipoprotein E-Gen das Risiko einer Demenz deutlich erhöhen kann.

Ein ebenfalls rückwirkend nicht mehr beeinflussbarer Risikofaktor ist die Schulbildung. Je weniger Schul- und Ausbildungsjahre absolviert wurden, umso höher ist das Demenzrisiko. So geht eine schlechte Schulbildung mit einem bis zu zehnfach erhöhten Demenzrisiko einher. Horst Bickel von der Technischen Universität München, hat dazu eine interessante Studie durchgeführt. Er untersuchte die Demenzhäufigkeit bei über 65-jährigen Mitgliedern des Ordens der Armen Schulschwestern in Bayern in Abhängigkeit von ihrem Schulbildungsgrad. Der Vorteil dieser Untersuchung war, dass bei den Schwestern, die im Durchschnitt seit 54 Jahren Ordensmitglieder waren, die Umgebungsbedingungen wie Wohnen, Ernährung, Tagesablauf, medizinische Versorgung, Alkohol- und Nikotinkonsum identisch waren, so dass sehr genau der Einfluss der Schulbildung auf das Demenzrisiko analysiert werden konnte. Die im Jahr 2006 veröffentlichte Studie zeigte, dass Schwestern mit einem Hauptschulabschluss ein 4,5-fach erhöhtes Demenzrisiko hatten gegenüber Schwestern, die die Mittlere Reife oder das Abitur absolviert hatten. Hatten die Schwestern keine Ausbildung abgeschlossen, war das Demenzrisiko um das etwa Neunfache erhöht gegenüber Schulschwestern, die Handwerkerinnen, Erzieherinnen oder Lehrerinnen waren.

Eine sehr interessante Langzeitstudie haben Wissenschaftler aus Finnland und Schweden im Jahr 2006 in der angesehenen Zeitschrift *Lancet Neurology* veröffentlicht. Die finnische Neurowissenschaftlerin Miia Kivipelto und Kollegen untersuchten etwa 1400 Personen zu zwei Lebenszeitpunkten: im mittleren Lebensalter und zwanzig Jahre später. Zum späteren Zeitpunkt stellten die Wissenschaftler fest, ob sich eine Demenz entwickelt hatte. Sie versuchten dann herauszufinden, ob es Faktoren gibt, die es möglich machen, schon zwanzig Jahre vorher die spätere Entwicklung einer Demenz vorherzusagen. Auch hier ging ein niedriger Bildungsgrad, in dieser Studie eine Schulzeit von unter zehn Jahren, mit einem signifikant erhöhten Demenzrisiko einher. Der Zusammenhang zwischen schlechter Schul- und Ausbildung und einem erhöhten Demenzrisiko ist damit eindeutig, doch über die Ursachen wird gestritten. Manche Wissenschaftler glauben, dass durch längeres Lernen die synaptische Plastizität, das heißt die Zahl und Stärke von Verbindungen zwischen Nervenzellen, erhöht wird. Damit einher gehe eine höhere Reservekapazität, wenn ein geistiger Abbau im Alter eintritt. Andere Wissenschaftler gehen davon aus, dass das erhöhte Demenzrisiko vom Bildungsgrad unabhängig ist, dass vielmehr ein bildungsassoziierter Lebensstil und entsprechende Umweltfaktoren auschlaggebend sind. Gemeint ist, dass Menschen mit höherer Schulbildung in der Regel über mehr Geld verfügen, sich besser ernähren können und einen leichteren Zugang zu Gesundheitsleistungen haben. Dies kann sich natürlich auch indirekt auf das Demenzrisiko auswirken.

Welche Risikofaktoren können wir aber aktiv beeinflussen? Viele wissenschaftliche Arbeitsgruppen, wie die Gruppe von Miia Kivipelto und Mitarbeitern in Finnland, haben sich mit dieser Frage beschäftigt. Zu den sicheren Risikofaktoren für eine Demenzentwicklung gehören mangelnde körperliche Bewegung (Risikoerhöhung um 60 Prozent), ein erhöhter Blutdruck, ein erhöhter Cholesterinwert und Übergewicht (Risikoerhöhung um 200 Prozent). Diejenigen Menschen, die im mittleren Lebensalter bereits übergewichtig waren, erhöhte Blutfettwerte oder einen erhöhten Blutdruck aufwiesen und sich wenig bewegten, entwickelten mit größerer Wahrscheinlichkeit eine Demenz. Auch Depressionen können das Demenzrisiko erhöhen. Aus diesen Erkenntnissen lassen sich konkrete Handlungsanweisungen ableiten: Ernähren Sie sich cholesterinarm, behandeln Sie Bluthochdruck, bauen Sie Übergewicht ab, bewegen Sie sich ausreichend und lassen Sie eine Depression konsequent behandeln.

TRINKEN SIE KAFFEE, ABER NICHT ZU VIEL Kaffeekonsum kann Wachheit, Konzentration und Aufmerksamkeit deutlich verbessern, das hatte ich schon erklärt. Mehrere retrospektive Studien konnten zeigen, dass Kaffeekonsum mit einem geringeren Risiko einer Demenzentwicklung verbunden ist. Ein kausaler Zusammenhang lässt sich daraus aber natürlich nicht ableiten. In einer vor wenigen Jahren veröffentlichten Studie einer internationalen Forschergruppe konnten van Gelder und Mitarbeiter zeigen, dass ein Konsum von drei Tassen Kaffee pro Tag langfristig mit dem geringsten Abbau der geistigen Leistungsfähigkeit verbunden war. Man kann also vorsichtig formulieren, dass drei Tassen Kaffee ein günstiges Maß sind, um einer Demenz vorzubeugen.

ERNÄHREN SIE SICH GESUND UND HALTEN SIE SICH GEISTIG UND KÖRPERLICH FIT Wenn Sie viel Obst und Gemüse essen, brauchen Sie keine Vitaminpillen einzunehmen. Denn bei abwechslungsreicher Ernährung stellt sich in der Regel kein Vitaminmangel ein. Eine bekannte Empfehlung lautet, dass man jeden Tag fünf Portionen Obst oder Gemüse essen sollte. Bei einigen Vitaminen ist es sogar wichtig, nicht zu viel davon zu sich zu nehmen. Denn es gibt Hinweise, dass ein Zuviel an Vitaminen die Sterblichkeit erhöhen kann. Dies haben zum Beispiel Bjelakovic und Kollegen in einer großen Übersichtsarbeit gezeigt.

Bezüglich der Vorbeugung einer Demenzentwicklung sind wahrscheinlich zwei Vitamine von besonderer Bedeutung: Folsäure und Vitamin B12. Die Konzentration beider Vitamine kann im Blut bestimmt werden. Sollte trotz ausgewogener Ernährung ein Mangel an diesen Vitaminen bestehen, können sie in Form von Tabletten zugeführt werden.

Darüber hinaus sollten Sie mediterrane Kost bevorzugen und viel Fisch essen. Eine mediterrane Diät, bestehend aus viel Gemüse, Früchten und Getreide, häufigeren Fischmahlzeiten (empfohlen werden ein bis zwei Portionen pro Woche), viel ungesättigten Fettsäuren, mit einer geringen bis mäßigen Aufnahme von Milchprodukten, wenig Fleisch und Geflügel sowie regelmäßigem, aber maßvollem Alkoholkonsum zu den Mahlzeiten (bevorzugt Wein), ist mit einer mäßigen Reduktion des Risikos einer Demenzentwicklung verbunden. Alkohol, wahrscheinlich am besten in Form von Rotwein, kann in Maßen also schützend wirken. Man nimmt an, dass für diese Schutzfunktion der Inhaltsstoff Resveratrol verantwortlich ist.

Sie sollten Ihr Gehirn auch vor Substanzen schützen, die auf Nervenzellen giftig wirken können. Dies können einerseits alle möglichen Formen von Medikamenten sein, andererseits können ein übermäßiger Alkoholkonsum und Rauchen das Demenzrisiko erhöhen.

Sorgen Sie mit ausreichender Bewegung und Gehirntraining für geistige und körperliche Fitness. Lesen Sie, lösen Sie Kreuzworträtsel und Sudokus, diskutieren Sie mit Ihren Freunden, schreiben Sie Briefe oder behalten Sie Ihre Einkaufsliste im Kopf. Auch im Alter ist das Gehirn noch plastisch und die Lernfähigkeit bleibt erhalten. Selbst Sport im Alter kann Sie geistig fit halten. So konnten Arne May und seine Arbeitsgruppe vom Universitätsklinikum Regensburg zeigen, dass Jonglieren auch im Alter zu plastischen Veränderungen des Gehirns führen kann (vergleiche Draganski et al., 2004).

WIRKUNGSLOSE THERAPIEN UND FALSCHE VERSPRECHUNGEN

Wenn man die Zeitung aufschlägt oder den Fernseher anschaltet, stößt man regelmäßig auf Werbung für alle möglichen pflanzlichen Aufbaumittel für das Gehirn – allen voran Extrakte des asiatischen Ginkgo-Baumes, die frei verkäuflich sind. Die Hersteller versprechen, dass diese Substanz Nervosität, nachlassende Konzentrationsfähigkeit oder ein schlechter werdendes Gedächtnis verbessern kann und dass ein ausgeglichenes Lebensgefühl die Folge ist. Diese Werbung nutzt folgende Strategien: Sie setzt einerseits Normen und schafft dadurch Bedürfnisse. Sie suggeriert uns, dass jeder bis ins hohe Alter geistig fit bleiben muss, und sei es mithilfe von Pillen. Das Wissen, was gesundes Altern und normale nachlassende Leistungsfähigkeit im Alter sind, ist uns verloren gegangen. Zweitens setzen die Werbestrategen auf die positive Wirkung des Begriffs »Natürlichkeit«. Es wird uns suggeriert, dass die Einnahme von Ginkgo biloba-Extrakten nur Gutes für Körper und Geist bewirken kann. Das Medikament ist aber alles andere als nur ein »Kräutertee«, denn es enthält hohe Konzentrationen an Terpenoiden und Flavonoiden, die schädlichem Sauerstoffradikal-Stress in den Zellen entgegenwirken sollen. Die Folge dieser extrem effektiven Werbestrategie ist, dass Ginkgo biloba millionenfach eingenommen wird und die herstellenden Firmen jedes Jahr Milliarden Euro umsetzen.

Und was bringt es? Was sagen wissenschaftliche Studien dazu? Um es kurz zu machen: Nach einer aktuellen Übersichtsarbeit von Jacqueline Birks von der Universität in Oxford finden sich keine überzeugenden Hinweise dafür, dass Ginkgo biloba gegen Demenzen oder leichte kognitive Störungen wirksam ist oder die Entwicklung einer solchen Erkrankung verhindern kann. Da wundert es nicht, dass Ginkgo biloba auch zum Hirndoping sinnlos ist. Insgesamt liegen mindestens sechszehn placebokontrollierte, randomisierte Therapiestudien mit über 1100 gesunden Probanden im Alter von 18 bis 82 Jahren vor, bei denen Ginkgo biloba in einer Dosis zwischen 120 und 360 mg entweder kurz als Einmalgabe oder bis zu einem Zeitraum von acht Monaten verabreicht wurde. Über alle Studien hinweg fand sich weder bei der Reaktionszeit noch bei Gedächtnis, Müdigkeit oder Stimmung ein Effekt. Der einzige fragliche Effekt war eine leichte Verbesserung der Aufmerksamkeit.

Diese ernüchternden Ergebnisse stehen in deutlichem Gegensatz zu den Werbeversprechungen. Informieren Sie sich also über angepriesene Medikamente bei Ihrem Arzt – so können Sie viel Geld sparen. Investieren Sie lieber in alternative und günstigere Verfahren, wie ich sie oben beschrieben habe.

9. *Ein Blick in die Zukunft*

Lassen Sie mich das bisher Gesagte an dieser Stelle kurz zusammenfassen: Es besteht ein großes Interesse Einzelner und der Gesellschaft an den Möglichkeiten von Hirndoping, und dieses Interesse ist nicht von vornherein moralisch zu verurteilen, sondern an vielen Stellen nachvollziehbar und auch berechtigt.

Die heute verfügbaren Medikamente haben jedoch beschränkte Effekte. Die Möglichkeiten des Hirndopings sind weiterhin durch Sicherheitsbedenken, rechtliche Rahmenbedingungen und wahrscheinlich auch durch die Funktionsweise unseres Gehirns selbst begrenzt.

Sicherere und wirksamere Medikamente werden kurzfristig nicht zur Verfügung stehen, und auch auf lange Sicht ist eine Entwicklung solcher Substanzen eher fragwürdig. Darüber hinaus gibt es ernst zu nehmende ethische Bedenken: das Verantwortungsproblem, Unfairness im Wettbewerb und gesellschaftlicher Druck auf Hirndoping-Unwillige. Weiterhin gibt es wirkungsvolle und nebenwirkungsfreie Alternativen, die den Einsatz von Hirndoping-Substanzen zumindest derzeit überflüssig machen.

AKTUELLE VORSCHLÄGE ZUR ZUKUNFT VON HIRNDOPING

Im Dezember 2008 haben sieben Wissenschaftler um Henry Greely von der Stanford-Universität in Kalifornien in der Wissenschaftszeitschrift *Nature* ein Statement zum Thema Hirndoping veröffentlicht. Sie schlagen vor, dass es kompetenten Erwachsenen erlaubt sein solle, Medikamente zum Hirndoping einzusetzen. Trotz dieser geforderten Liberalisierung von Hirndoping akzeptieren sie drei grundsätzliche ethische Bedenken, die als Voraussetzung für einen verantwortungsvollen Einsatz von Hirndoping-Medikamenten ausgeräumt werden müssten. Diese betreffen erstens die Sicherheit der Substanzen. Es müsse mehr Forschung betrieben werden, um Substanzen mit einem akzeptablen Nutzen-Risiko-Profil herzustellen. Zweitens müsse die Einnahme unter Zwang, vor allem bei Kindern und Arbeitnehmern, verhindert werden. Bei Kindern sei dies besonders wichtig, da sie nicht frei entscheiden könnten. Drittens müssten faire Zugangsmöglichkeiten für alle sichergestellt werden, um soziale Ungerechtigkeiten zu verhindern und Fairness im Wettbewerb herzustellen. Für die

Zukunft fordern sie nicht nur eine neue Gesetzgebung, sondern auch mehr Forschung, neue Richtlinien professioneller Organisationen für die sichere Anwendung und ausreichende Informationen der Öffentlichkeit über Medikamente zum Hirndoping. Auch solle es pharmazeutischen Unternehmen möglich sein, Medikamente zum Hirndoping direkt an Gesunde zu verkaufen, sofern sie wirksam und sicher sind. Damit solle Hirndoping aus der Illegalität befreit und der breiten Bevölkerung zugänglich gemacht werden.

Ähnliche Forderungen werden in einem im Oktober 2009 in der Zeitschrift *Gehirn und Geist* veröffentlichten Memorandum von Thorsten Galert und Kollegen von der Europäischen Akademie zur Erforschung von Folgen wissenschaftlich-technischer Entwicklungen in Bad Neuenahr-Ahrweiler vorgebracht. Die dort angesiedelte Projektgruppe zum Thema »Potenziale und Risiken des pharmazeutischen Enhancements psychischer Eigenschaften« ist der Auffassung, dass es »keine überzeugenden grundsätzlichen Einwände gegen eine pharmazeutische Verbesserung des Gehirns oder der Psyche gibt« und dass Hirndoping (die Autoren sprechen von pharmazeutischem Neuro-Enhancement) nur »die Fortsetzung eines zum Menschen gehörenden geistigen Optimierungsstrebens mit anderen Mitteln« sei. Daher fordern sie einen »offenen und liberalen, aber keineswegs unkritischen oder sorglosen Umgang mit pharmazeutischem Neuro-Enhancement«. Basis für eine Liberalisierung von Hirndoping seien mehr Forschung zur Wirksamkeit und Sicherheit der Substanzen, zur Häufigkeit des Gebrauchs und zu den physischen, psychischen und soziokulturellen Langzeitfolgen, wie zum Beispiel ein gesellschaftlicher Konkurrenzkampf. Das pharmazeutische Neuro-Enhancement müsse aus der »Schmuddelecke« befreit werden. Auch hier wird gefordert, dass »jeder einzelne Bürger verantwortungsvoll mit den Möglichkeiten des pharmazeutischen Neuro-Enhancements umgehen« müsse.

Beide Forschergruppen fordern damit letztendlich eine – wenn auch zukünftige – Freigabe von Hirndoping, wobei das Statement der Wissenschaftler um Henry Greely noch weiter geht. Sie fordern die Anwendung von Hirndoping durch kompetente Erwachsene explizit, während im Memorandum der Wissenschaftler um Thorsten Galert mit einer solchen Forderung vorsichtiger umgegangen wird. Beide Gruppen fordern mehr Forschung, sowohl zu ethischen und gesellschaftlichen Fragen als auch zur Wirksamkeit und Sicherheit der Medikamente.

Warum aber muss das mögliche Ergebnis dieses Forschungs- und Diskussionsprozesses, nämlich die Liberalisierung von Hirndoping, schon vorweggenommen werden? Warum sollte man jetzt schon eine Freigabe von Hirndoping fordern, wenn viele Fragen – und dieses Buch hat Ihnen eine Menge präsentiert – noch nicht einmal im Ansatz beantwortet sind? Viel sinnvoller ist es meiner Meinung nach doch, Hirndoping weiterhin nicht freizugeben und intensive Forschung zu betreiben, bevor durch eine vorweggenommene Liberalisierung eine solche Dynamik in das Phänomen kommt, dass sich irgendwann das Rad nicht mehr zurückdrehen lässt.

Meine Position ist daher klar: Eine – wenn auch schrittweise – Legalisierung von Hirndoping ist derzeit ganz klar abzulehnen. Wir wissen zwar schon so viel, dass wir in der Lage sind, diese kritische und zurückhaltende Position einzunehmen (ich hoffe, Sie konnten sich in diesem Buch davon überzeugen), aber wir wissen gleichzeitig noch viel zu wenig, um zu definitiven Empfehlungen zu gelangen, die letztendlich den Politikern die notwendigen Informationen für eine Liberalisierung geben könnten. Daher muss klar sein: Erst intensive interdisziplinäre Forschung mit Beteiligung von Medizinern, Psychologen, Ethikexperten, Sozialwissenschaftlern, Juristen und Theologen, und dann Entscheidungen für die Zukunft, Memoranden, Gesetze und weitergehende Forderungen.

Ich habe noch weitere Probleme mit beiden Stellungnahmen. Erstens ist völlig unklar, was ein »kompetenter« oder »verantwortungsvoller« Erwachsener sein soll. Wie kann man eine solche Kompetenz definieren, was soll sie umfassen, wer legt dies fest? Der Gesetzgeber hat zum Beispiel Amphetamine ganz bewusst unter die Betäubungsmittelgesetzgebung gestellt, weil er die Menschen vor dem »nichtkompetenten« Umgang schützen will. Die Erfahrung hat gezeigt, dass es vielen Menschen aus ganz unterschiedlichen Gründen nicht gelingt, mit solchen Substanzen kompetent umzugehen. Es wäre naiv zu glauben, dass es auf der einen Seite die »bösen Drogenabhängigen« gibt, die inkompetent mit solchen Substanzen umgehen, während auf der anderen Seite die »guten Hirndoper« stehen, die verantwortungsvoll an der Verbesserung ihrer geistigen Leistungsfähigkeit durch Einnahme derselben Substanzen arbeiten.

Zweitens ist auch die Forderung, mit einer neuen Gesetzgebung pharmazeutischen Unternehmen zu erlauben, Medikamente zum Hirndoping auch an Gesunde zu verkaufen, problematisch.

Dies könnte dazu führen, dass pharmazeutische Unternehmen ihre Anstrengungen auf den viel größeren Markt der Gesunden konzentrieren, was zu einem abnehmenden Interesse an der Medikamenten-Entwicklung für psychische Erkrankungen führen könnte. Dies würde bei weitem die Probleme übertreffen, die mit einer Direktwerbung für verschreibungspflichtige Medikamente verbunden sind (siehe Kapitel 3). Drittens übergehen diese Forderungen den Willen eines Großteils der Bevölkerung. Wenn die Umfrageergebnisse des DAK-Reports 2009 stimmen, wonach 50 Prozent der Bevölkerung Hirndoping ablehnen, dann sollte man sich mit Forderungen zurückhalten, die diese Menschen zumindest indirekt erheblich unter Druck setzen werden.

Auch der Vorstand der Deutschen Gesellschaft für Psychiatrie, Psychotherapie und Nervenheilkunde warnt in einer von Mathias Berger und Kollegen im Dezember 2009 veröffentlichten Stellungnahme dringend vor dem Gebrauch verschreibungspflichtiger Substanzen zum Hirndoping und rät von einer »kosmetischen Psychopharmakologie« ab. Und die Deutsche Gesellschaft für Chirurgie warnt aufgrund der unklaren Auswirkungen der Substanzen auf die Urteilsfähigkeit und Entschlusskraft vor »Doping« im Operationssaal. Insbesondere befürchtet Hartwig Bauer, der Generalsekretär der Gesellschaft, in einer im *Deutschen Ärzteblatt* am 3.12.2009 publizierten Stellungnahme, dass durch Hirndopingsubstanzen die nötige Distanz zum Operationsgeschehen verloren gehen könnte.

WAS IST ZU TUN?

Zum Abschluss möchte ich einige Empfehlungen für die nächste Zukunft aussprechen, die keinen Anspruch auf Vollständigkeit haben. Ich möchte damit aber zu weiterem Nachdenken und zu einer fortgesetzten und intensiven Diskussion anregen.

FORSCHUNGSFÖRDERUNG Wir brauchen mehr Forschung, die sich mit verschiedenen Fragen befasst: Dazu gehört zum Beispiel die Erhebung wissenschaftlich fundierter, repräsentativer Daten zur Häufigkeit des Gebrauchs von Hirndoping, zu Einstellungen und Bedenken und zu Wünschen der Bevölkerung. Aktuell laufen dazu an der Mainzer Universität, aber auch an anderen Universitäten in anderen Ländern entsprechende Studien. Solche soliden Daten würden uns in die Lage versetzen, besser abschätzen zu können, welche gesellschaftlichen Entwicklungen sinnvoll sind. Dazu reichen die bisher zur Verfügung stehenden Daten definitiv nicht aus.

Wir brauchen auch intensivere Forschung zur Abschätzung der psychologischen und sozialen Folgen von Hirndoping. Welche Auswirkungen Hirndoping auf das Zusammenleben in Gesellschaften haben wird, können wir bisher nur grob erahnen. Solche Zukunftsforschung ist aber wichtig, um heute schon die richtigen Weichen zu stellen. An der Mainzer Universität hat sich unter der Leitung des Philosophen Thomas Metzinger mit Norbert W. Paul vom Institut für Geschichte, Theorie und Ethik der Medizin, Ruth Zimmerling vom Institut für Politikwissenschaften, Peter B. Reiner vom National Core for Neuroethics an der University of British Columbia in Vancouver und meiner Klinik eine Forschergruppe zusammengefunden, die sich mit solchen Fragen beschäftigt. Das Projekt wird von 2008 bis 2011 vom Bundesministerium für Bildung und Forschung sowie der Universität Mainz finanziell unterstützt. Das Büro für Technikfolgen-Abschätzung beim Deutschen Bundestag (TAB) hat zudem Mitte 2009 Gutachten in Auftrag gegeben, in denen zur Information politischer Entscheidungsträger die zukünftigen Folgen von Hirndoping abgeschätzt werden sollen. Ein notwendiger Schritt.

Ohne Frage benötigen wir auch mehr Forschung, um die Grundlagen von Hirnfunktionen besser zu verstehen und wirksamere und sicherere Medikamente für Krankheiten entwickeln zu können. Problematisch könnte es jedoch werden, wenn sich die Forschung in Zukunft auf die Entwicklung von Medikamenten für Gesunde konzentrieren würde. Studien lassen sich an Gesunden oft leichter durchführen als an kranken Menschen, und die Entwicklung von wirksamen Medikamenten für Kranke könnte gebremst werden.

Menschen mit psychischen Erkrankungen wie ADHS, Demenzen, Depressionen oder Psychosen haben die größten Probleme mit der geistigen Leistungsfähigkeit. Es wäre daher ein falscher und schädlicher Schritt, Forschung nicht weiter primär auf diesen Bereich auszurichten.

Die Ergebnisse von Forschung an Gesunden lassen sich auch nicht auf kranke Menschen übertragen. Was bei gesunden Menschen wirkt, muss noch lange nicht bei Patienten wirken – und umgekehrt. Dies hatte ich am Beispiel von Antidepressiva und Antidementiva aufgezeigt.

Aus meiner Sicht gibt es also keine Gründe, die gegenwärtige Forschungspraxis zu ändern. Den Fokus mehr auf die Gesunden zu richten, würde den kranken Menschen erheblich schaden. Und noch ein Aspekt ist wichtig: Wenn sich eine Gesellschaft fragt, in welchen Bereich sie investieren soll, um den größten gesamtgesellschaftlichen Nutzen zu erzielen, wäre das Geld im Bereich der Verbesserung der Situation von kranken Menschen am besten aufgehoben. Denn – Sie erinnern sich an den umgekehrt U-förmigen Zusammenhang zwischen Ausgangsleistung und dem erzielten Effekt von Hirndoping – den größten Nutzen erzielt man, wenn die Ausgangsleistung schlecht ist. Die größte Leistungssteigerung kann man also erreichen, wenn man Menschen mit einer schlechten geistigen Leistungsfähigkeit im Rahmen psychischer Erkrankungen behandelt.

Zusätzlich sollten die nicht-medikamentösen Alternativen zum Hirndoping intensiver erforscht werden. Es gibt so viele wirksame Alternativen zum Hirndoping, die unser Leben nicht nur leichter machen, sondern auch bereichern können. Ich halte es daher für eine vordringliche gesellschaftliche Aufgabe, nach Wegen zu suchen, wie diese alternativen Methoden weiter verbreitet werden können.

AUFGABEN DER ÄRZTE Ärzte spielen im Kontext von Hirndoping eine wichtige Rolle als »gatekeeper«. Es wurde wiederholt gefordert, frei gegebenes Hirndoping unter ärztliche Kontrolle zu stellen. Ich halte diesen Trend, dass ärztliche Zuwendung immer mehr auf gesunde Menschen ausgedehnt wird, für problematisch, da dann die Gefahr besteht, dass die kranken und am schwersten betroffenen Patienten zunehmend vernachlässigt werden.

Die Befürworter von Hirndoping argumentieren, dass der Arzt durch die Legalisierung von Hirndoping und dadurch, dass die Substanz durch den Konsumenten selbst bezahlt wird, nicht mehr darauf angewiesen sei, einen gesunden Menschen »krank« zu machen, um so »Hirndoping auf Rezept« zu Lasten der Solidargemeinschaft zu verordnen. Dadurch würden der Markt für »Kranke« und der Markt für »Gesunde« getrennt. Für den ersten käme die Solidargemeinschaft auf, für den zweiten der Nutzer, der die Substanz zum Hirndoping selber bezahlen müsste und damit die Solidargemeinschaft nicht schädigen würde. Das hört sich sehr gut an. Dennoch glaube ich nicht, dass diese Regelung an dem grundsätzlichen Problem, dass viele Medikamente im Graubereich zwischen Gesundheit und Krankheit verordnet werden, etwas ändern wird. Im Zweifelsfall wird weiterhin versucht werden – und sei es nur, um die Kosten zu sparen –, Medikamente zum Hirndoping auf Rezept zu bekommen. Denn wenn Ärzte weiterhin für die Überwachung der Verschreibung zuständig sind, können sie auch gleich die passende Diagnose mitliefern.

Besonders wichtig erscheint mir, intensiv an der Verbesserung der Diagnostik zu arbeiten, damit Verordnungen im Graubereich verringert werden. Dies wäre bei vielen Erkrankungen von enormer Bedeutung, wie zum Beispiel bei der sozialen Phobie oder ADHS. Hier müssen Normvarianten innerhalb des gesunden Bereichs von der Diagnose eines manifesten ADHS schärfer getrennt werden. Auch die »Erfindung« immer neuer Krankheiten durch eine Grenzverschiebung zwischen gesund und krank sollte verhindert werden. Parallel dazu müsste die Aus- und Weiterbildung der Ärzte auch in diesem Bereich der Diagnostik weiter verbessert werden.

GESETZLICHE REGELUNGEN Die Verordnung von verschreibungspflichtigen Medikamenten an Gesunde schränken das Arzneimittel- und Betäubungsmittelgesetz und die ärztliche Berufsordnung ein. Man sollte also nicht so tun, als handele es sich beim Hirndoping um ein Kavaliersdelikt. Dies heißt jedoch nicht, dass sich Hirndoping in einer »Schmuddelecke« befindet, wie es von Thorsten Galert und Kollegen unterstellt wurde. Dass Motive für Hirndoping berechtigt und nachvollziehbar sein können, ist die eine Seite – die aktuelle Gesetzeslage die andere.

Ganz abgesehen davon, dass zunächst eine gesellschaftliche Diskussion über Hirndoping geführt werden muss, sollte man sich einmal über mögliche Konsequenzen einer Legalisierung Gedanken machen. Fordern kann man eine Freigabe schnell, was würde dies aber konkret bedeuten? Stellen Sie sich vor, Hirndoping wäre legalisiert. Man könnte zum Arzt gehen, sich auf eigene Kosten untersuchen lassen und eine Unbedenklichkeitserklärung für bestimmte Hirndoping-Substanzen erhalten. Mit einem entsprechenden »Hirndoping-Rezept« würde man dann zur Apotheke gehen und sich die Substanz abholen. Das klingt ja zunächst einmal einfach.

Wie regelt man aber folgende Szenarien? Ein pfiffiger Student besorgt sich große Mengen von Amphetaminen – sicher und sauber hergestellt – bei verschiedenen Ärzten und verkauft sie gewinnbringend an Drogenabhängige. Wie könnte man das verhindern?

Oder ein anderes Beispiel: Ein Konsument von Hirndoping-Substanzen entwickelt schwere Nebenwirkungen nach der Einnahme und muss in einer Klinik stationär behandelt werden. Wer würde für die Behandlung aufkommen? Die Krankenkasse? Die Solidargemeinschaft? Müsste man sich für Hirndoping extra versichern?

Oder: Wenn bestimmte hochwirksame Substanzen zum Hirndoping legalisiert werden würden, stellt sich automatisch die Frage, warum nicht auch andere sehr wirksame Medikamente frei gegeben werden, von denen Gesunde ebenso profitieren würden, zum Beispiel Medikamente für einen besseren Muskelaufbau oder Potenzmittel.

Daher müssen auch in dieser Hinsicht eine sehr intensive Diskussion und eine Technikfolgenabschätzung durchgeführt werden, bevor man nach einer Legalisierung von Hirndoping ruft.

FORTSETZUNG DER GESELLSCHAFTLICHEN DISKUSSION In der gesellschaftlichen Diskussion sollten wir unser aktuelles Menschenbild berücksichtigen und uns fragen, welches wir in Zukunft entwickeln wollen. Inwiefern passt Hirndoping zu diesem Menschenbild und wie wird es durch eine Verbreitung von Hirndoping verändert? Es muss sehr sorgfältig diskutiert und geklärt werden, ob wir unserer Gesellschaft durch eine Liberalisierung von Hirndoping nicht mehr schaden als nützen.

Die Zukunftsvision eines gesellschaftlichen Schadens durch Hirndoping entwirft Aldous Huxley in seinem erstmals 1953 erschienenen Roman *Schöne neue Welt*. Durch die tägliche Einnahme der Substanz »Soma« wurde eine Wohlstandsgesellschaft geschaffen, in der alle Menschen am Luxus teilhaben und in der Elend und Krankheit überwunden sind. »Soma« garantiert Glück, beseitigt Groll und schlechte Laune, verspricht unmittelbare Erfüllung aller Bedürfnisse und lässt jeden Einzelnen mit allen anderen im ewigen Glück verschmelzen. »Soma-Ferien« ermöglichen das Beamen in eine andere, freie Welt. Huxley schreibt: »Heutzutage – sehen Sie, das ist wahrer Fortschritt! – arbeiten die alten Leute, erfreuen sich ihrer sexuellen Triebe, sind immer beschäftigt, das Vergnügen lässt ihnen keine Muße, keinen freien Augenblick, um sich hinzusetzen und nachzudenken. Und selbst wenn sich durch einen unglückseligen Zufall ein Loch in der ununterbrochenen Folge ihres Zeitvertreibs auftut, ist immer Soma zur Hand, das köstliche Soma! Ein halbes Gramm genügt für einen freien Nachmittag, ein Gramm fürs Wochenende, zwei Gramm für einen Ausflug in die Pracht des Orients, drei Gramm für eine dunkle Ewigkeit auf dem Mond«. Oder wir lesen an anderer Stelle: »Bist du verdrossen, flugs Soma genossen«. Soma, die Wunderpille, die ewiges Glück verspricht. Aldous Huxley, der dieses Buch Anfang der 1930er Jahre, also zur Zeit der Entdeckung der Amphetamine, schrieb, zeigt, wie eine normierte Gesellschaft ihre Freiheit, ihre Religion, Kunst und Humanität, aber auch ihre Leidenschaft, Empathie und Geschichte verliert. Eine Welt, die in der Gleichheit und Normierung in sich zerfällt und keinen Zusammenhalt mehr hat.

Ich möchte nicht behaupten, dass ein solches »Soma«-Szenario à la Aldous Huxley bei einer Legalisierung von Hirndoping »direkt vor der Tür steht« oder sich in nächster Zukunft einstellen wird. Vehemente Gegner von Hirndoping malen hier gerne Schreckensszenarien an die Wand, die uns in der sachlichen Diskussion auch nicht weiterbringen. Dennoch muss sich unsere Gesellschaft fragen, ob durch die Freigabe von Hirndoping nicht möglicherweise Tendenzen verstärkt werden würden, die mehr Schaden anrichten als Nutzen bringen. Fragen dieser Art sind etwa: Ist ein ständiges Verbessern, Optimieren, Bessersein, Besserwerden oder Beschleunigen für den einzelnen Menschen und die gesamte Gesellschaft das richtige Ziel? Können wir ausschließen, dass wir durch das Primat der ständigen Leistungsverbesserung nicht die Schwächeren in unserer Gesellschaft unterdrücken und ihnen vielleicht den Lebensraum abstreiten, sie sogar aussortieren? Würden durch das ständige Verbessern und Optimieren eine möglicherweise gerechtfertigte Unzufriedenheit an den Lebensumständen unterdrückt und damit Selbstheilungskräfte außer Kraft gesetzt? Dürfen wir eine mögliche Instabilisierung der Gesellschaft riskieren, wenn wir versuchen, alle Gegensätze aufzuheben, die gerade zur Ausgewogenheit einer Gesellschaft beitragen? Gerade Gegensätze können gegenseitige Verantwortung und gesellschaftliches Engagement fördern.

Sollen unsere Kinder einen Lebensplan übernehmen, in dem Lebenszufriedenheit an eine grenzenlose Bereitschaft zu Höchstleistungen, koste es was es wolle, geknüpft ist? Müssen wir nicht vielmehr dafür sorgen, dass jedes Kind, jeder Jugendliche mit seiner geistigen Ausstattung und Leistungsfähigkeit einen Platz in der Gesellschaft findet, auf dem eine optimale Entfaltung der jeweiligen Fähigkeiten möglich ist? Müssen wir nicht auch das Bewusstsein fördern, dass Misserfolg und Schwächen wichtig sind für die persönliche Reifung jedes Menschen und Chancen in sich bergen, die in einer »Hirndoping-Welt« verloren gingen?

Unsere Gesellschaft muss sich auch Gedanken darüber machen, wofür sie in Zeiten einer zunehmenden Knappheit der Mittel im Gesundheitswesen die vorhandenen Gelder gewinnbringend einsetzen will. Macht es Sinn, viel Geld in Wissenschaft und Technologien zu stecken, um die Leistungsfähigkeit von Gesunden nur minimal zu verbessern, während es Millionen von Menschen gibt, die aus unterschiedlichsten Gründen erhebliche Lernschwierigkeiten und Leistungsdefizite haben? Sollte eine Gesellschaft nicht vielmehr Geld in die frühe Identifikation und Förderung von lerngestörten Kindern oder in die Behandlung von Menschen mit psychischen Erkrankungen investieren? Oder in Ausbildung oder Programme zum lebenslangen Lernen? Denn eine gute Ausbildung ist die beste Grundlage für eine hohe Leistungsfähigkeit, die sich – nicht realisiert – auch durch das wirksamste Hirndoping nicht mehr ausgleichen lässt.

Müssen wir nicht stärker dafür sorgen, dass nicht die Zugehörigkeit zu einer bestimmten sozialen Schicht über die Zugangsmöglichkeiten zu Lern- und Lehrmöglichkeiten entscheidet? Müssen nicht Kinder aus Familien mit Migrationshintergrund gefördert werden, um ihnen optimale Aus- und Weiterbildungsmöglichkeiten zu schaffen? Muss nicht mehr Geld in die Förderung besonders begabter Kinder und Jugendlicher gesteckt werden? Braucht unsere Gesellschaft nicht auch Eliten, die auf höchstem Niveau forschen, lehren und Ideen entwickeln, die dann in wirtschaftliche Innovationen münden, die zum Wohlstand unserer Gesellschaft beitragen können?

Ich habe in diesem Buch viele medizinische, ethische und gesellschaftliche Fragen zum Thema Hirndoping aufgeworfen und sie, soweit es der heutige Wissensstand zulässt, auch zu beantworten versucht. Der Ruf nach einer Legalisierung von Hirndoping erscheint mir verfrüht und letztendlich verantwortungslos. Schnelle Forderungen sind fehl am Platz. Ich wünsche Ihnen und mir, dass dieses Buch zu einer Belebung der Diskussion beitragen wird und Sie mit Ihren Familienangehörigen, Freunden und Arbeitskollegen weiterdiskutieren. Nur so können wir eine tragfähige gesellschaftliche Haltung zum Thema Hirndoping entwickeln.

INTERNETSEITEN:

S. 25: The Prohibited list 2010: http://www.wada-ama.org/rtecontent/document/2010_Prohibited_List_FINAL_EN_Web.pdf; Aufruf am 4.12.2009

S. 39: Alle Schriften sind abrufbar unter http://tinyurl.com/49jonm; Aufruf am 4.12.09

S. 47: http://v35.pixelcms.com/ams/assets/312296678531/455_EAASM_counterfeiting%20report_020608.pdf; Aufruf am 4.12.2009

S. 47: http://www.casacolumbia.org/templates/Publications_Reports.aspx?keywords=2008; Aufruf am 4.12.2009

S. 50: http://www.karriere.de/beruf/hirndoping-wird-der-neue-trend-7345; Aufruf 13.1.2010

S. 124: http://www.aerzteblatt.de/V4/archiv/artikel.asp?src= heft &id=65017; Aufruf am 7.12.09

S. 156: http://www.aerzteblatt.de/v4/news/newsdruck.asp?id=39198; Aufruf am 7.12.09

S. 157: http://www.klinik.uni-mainz.de/psychiatrie/wissenschaftler/arbeitsgruppen/neuroethik.html; Aufruf am 07.12.2009

S. 157: http://www.ifzn.uni-mainz.de

BÜCHER UND ZEITSCHRIFTENARTIKEL

APUD JA, MATTAY V, CHEN J ET AL.: Tolcapone improves cognition and cortical information processing in normal human subjects. Neuropsychopharmacol 2007; 32: 1011–20.

BARAD M, BOURTCHOULADZE R, WINDER DG, GOLAN H, KANDEL E: Rolipram, a type IV-specific phosphodiesterase inhibitor, facilitates the establishment of long-lasting long-term potentiation and improves memory. Proc Natl Acad Sci USA 1998; 95: 15020–5.

BEDDINGTON J, COOPER CL, FIELD J ET AL. The mental wealth of nations. *Nature* 2008; 455: 1057–1060.

BERGER M, GRÖTZINGER M, GRÜNDER G, NORMANN C, LIEB K, SCHNEIDER F: Stellungnahme der Deutschen Gesellschaft für Psychiatrie, Psychotherapie und Nervenheilkunde (DGPPN) zum Gebrauch von Neuroenhancern. Nervenarzt (im Druck).

BERGER M, NORMANN C: Kosmetik für graue Zellen. Gehirn und Geist, 10/2008, 36–41.

BICKEL H: Was schützt vor geistigem Abbau im Alter? Resultate der epidemiologischen Forschung. Vortrag am 30.4.2009 an der Universität Mainz.

BICKEL H, RIEMENSCHNEIER M, KURZ A: Beziehungen zwischen Demenz und dem Kopfumfang als Maß der Reservekapazität: Ergebnisse der Bayerischen Schulschwesternstudie. Psychiat Prax 2006; 33: 138–44.

BIRKS J, GRIMLEY EVANS J: Ginkgo biloba for cognitive impairment and dementia. Cochrane Database Syst Rev. 2009 Jan 21 (1): CD003120.

BJELAKOVIC G, NIKOLOVA D, SIMONETTI RG, GLUUD C: Antioxidant supplements for preventing gastrointestinal cancers. Cochrane Database Syst Rev. 2008 Jul 16 (3): CD004183.

BLISS TV, LOMO T: Long-lasting potentiation of synaptic transmission in the dentate area of the anaesthetized rabbit following stimulation of the perforant path. J Physiol 232: 331–56.

BOWER EA, PHELAN JR: Use of amphetamines in the military environment. Lancet 2003; 362: 18–19.

BURGER JM, KOLSS M, PONT J, KAWECKI TJ: Learning ability and longevity: A symmetrical evolutionary trade-off in Drosophila. Evolution 2008; 62:1294–304.

CAHILL L, PRINS B, WEBER M, MCGAUGH JL: ß-adrenergic activation and memory for emotional events. *Nature* 1994; 371: 702–4.

CALDWELL JA JR, CALDWELL JL, SMYTHE NK 3RD, HALL KK: A double-blind, placebo-controlled investigation of the efficacy of modafinil for sustaining the alertness and performance of aviators: A helicopter simulator study. Psychopharmacology 2000; 150: 272–82.

CHATTERJEE A: Cosmetic neurology: The controversy over enhancing movement, mentation, and mood. Neurology 2004; 63: 968–974.

DAK GESUNDHEITSREPORT 2009. Schwerpunktthema Doping am Arbeitsplatz. 02/2009.

DE JONGH R, BOLT I, SCHERMER M ET AL.: Botox for the brain: Enhancement of cognition, mood and pro-social behavior and blunting of unwanted memories. Neurosci Biobehav Rev 2008; 32: 760–776.

DEUTSCHER ETHIKRATH (Hrsg.): Der steuerbare Mensch? Über Einblicke und Eingriffe in unser Gehirn. In: Tagungsdokumentation der Jahrestagung des Deutschen Ethikrates 2009.

DIEKELMANN S, BORN J: The memory function of sleep. Nat Rev Neurosci (im Druck).

DITZEN B, SCHAER M, GABRIEL B, BODENMANN G, EHLERT U, HEINRICHS M: Intranasal oxytocin increases positive communication and reduces cortisol levels during couple conflict. Biol Psychiatry 2009; 65: 728–31.

DRAGANSKI B, GASER C, BUSCH V, SCHUIRER G, BOGDAHN U, MAY A: Neuroplasticity: Changes in grey matter induced by training. Nature 2004; 427: 311–2.

EATON C: Low dose of alertness drug counters »family fatigue«. *Nature* 2008; 451: 520–1.

ELLIOTT C: American bioscience meets the american dream. The American Prospect 2003; 14 (6).

FARAH MJ, HAIMM C, SANKOORIKAL G, SMITH ME, CHATTERJEE A: When we enhance cognition with Adderall, do we sacrifice creativity? A preliminary study. Psychopharmacology 2009; 202: 541–7.

FARAH MJ, ILLES J, COOK-DEEGAN R, GARDNER H, KANDEL E, KING P, PARENS E, SAHAKIAN B, WOLPE PR: Neurocognitive enhancement: What can we do and what should we do? Nat Rev Neurosci 2004; 5: 421–425.

FRANKE AG, LIEB K, FELLGIEBEL A: Von der symptomatischen zur kausalen Therapie? Neue Entwicklungen in der Pharmakotherapie der Alzheimer-Demenz. Fortschr Neurol Psychiatr. 2009a; 77: 326–33.

FRANKE AG, LIEB K: Missbrauch von Psychopharmaka zum »Cognitive enhancement«. InFo Neurologie & Psychiatrie 2009; 11: 42–51.

FUKYYAMA F: Our Posthuman Future – Consequences of the Biotechnology Revolution. Farrar, Strans and Girout, New York, 2002.

GALERT T, BUBLITZ C, HEUSER I, MERKEL R, REPANTIS D, SCHÖNE-SEIFERT B, TALBOT D: Das optimierte Gehirn. Gehirn und Geist 2009; 11: 40–48.

GILL M, HAERICH P, WESTCOTT K, GODENICK KL, TUCKER JA: Cognitive performance following modafinil versus placebo in sleep-deprived emergency physicians: A double-blind randomized crossover study. Acad Emerg Med 2006; 13: 158–65.

GREELY H, SAHAKIAN B, HARRIS J, KESSLER RC, GAZZANIGA M, CAMPBELL P, FARAH MJ: Towards responsible use of cognitive-enhancing drugs by the healthy. Nature 2008; 456: 702–705.

GURTMAN CG, BROADBEAR JH, REDMAN JR: Effects of modafinil on simulator driving and self-assessment of driving following sleep deprivation. Hum Psychopharmacol Clin Exp 2008; 23: 681–92.

HARRIS J: Enhancing Evolution. The Ethical Case for Making Better People. Princeton University Press, 2007, Princeton, New Jersey.

HEALY D, RUCKLIDGE JJ: An investigation into the relationship among ADHD symptomatology, creativity, and neuropsychological functioning in children. Child Neuropsychol 2006; 12: 421–38.

HUXLEY A: Schöne neue Welt. Fischer Verlag, Frankfurt a. M. 65. Auflage 2008.

IVERSEN L: Speed, Ecstasy, Ritalin. Amphetamine – Theorie und Praxis. Huber, Bern, 2009.

JAHRBUCH SUCHT. Hrsg. von der Deutschen Hauptstelle für Suchtfragen e.V. Neuland Verlag, Geesthacht, 2009.

KANDEL E: Auf der Suche nach dem Gedächtnis. Die Entstehung einer neuen Wissenschaft des Geistes. Siedler, München, 2006.

KASS, LR: The pursuit of biohappiness. Washington Post 2003: A25.

KENAGY DN, BIRD CT, WEBBER CM, FISCHER JR: Dextroamphetamine use during B–2 combat missions. Aviat Space Environ Med 2004; 75: 381–6.

KILLGORE WDS, KAHN-GREENE ET, GRUGLE NL, KILLGORE DB, BALKIN TJ: Sustaining executive functions during sleep deprivation: A comparison of caffeine, dextroamphetamine, and modafinil. Sleep 2009; 32: 205–16.

KIMBERG DY, DÈSPOSITO M, FARAH MJ: Effects of bromocriptine on human subjects depend on working memory capacity. NeuroReport 1997; 8: 3581–5.

KIVIPELTO M, NGANDU T, LAATIKAINEN T, WINBLAD B, SOININEN H, TUOMILEHTO J: Risk score for the prediction of dementia risk in 20 years among middle aged people: A longitudinal, population-based study. Lancet Neurol 2006; 5: 735–41.

KOSFELD M, HEINRICHS M, ZAK PJ, FISCHBACHER U, FEHR E: Oxytocin increases trust in humans. Nature 2005; 435: 673–6.

LANGRETH R: Viagra for the brain. Forbes Magazin 2.4.2002.

LEE YS, SILVA AJ: The molecular and cellular biology of enhanced cognition. Nature Rev Neurosci 2009; 10: 126–140.

LIEB K, MAIWALD M, BERGER M, VODERHOLZER U. Insomnia for 5 years. Lancet 1999; 354:1966.

LIEB K: Hirndoping in der Arbeitswelt. Zum DAK Gesundheitsreport 2009. InFo Neurologie & Psychiatrie 2009; 11: 1.

LOHSE MJ, MÜLLER-OERLINGHAUSEN B: Psychopharmaka. In: Schwabe U, Paffrath D: Arzneiverordnungsreport 2009. Springer, S. 767–810.

LYNCH G: Glutamate-based therapeutic approaches: Ampakines. Curr Opin Pharmacol 2006; 6: 82–88.

MAHER B: Poll results: Look who's doping. Nature 2008; 452: 674–675.

MATTAY VS, GOLDBERG TE, FERA F, HARIRI AR, TESSITORE A, EGAN MF, KOLACHANA B, CALLICOTT JH, WEINBERGER DR: Catechol O-methyltransferase val158-met genotype and individual variation in the brain response to amphetamine. Proc Natl Acad Sci USA 2003; 100: 6186–91.

McCABE SE, TETER CJ, BOYD CJ: The use, misuse and diversion of prescription stimulants among middle and high school students. Substance Use Misuse 2004; 39: 1095–1116.

McCABE SE, KNIGHT JR, TETER CJ ET AL.: Non-medical use of prescription stimulants among US college students: Prevalence and correlates from a national survey. Addiction 2005; 99: 96–106.

McCABE SE, TETER CJ, BOYD CJ: Medical use, illicit use and diversion of prescription stimulant medication. J Psychoactive Drugs 2006; 38: 43–56.

MORRIS R: Developments of a water-maze procedure for studying spatial learning in the rat. J Neurosci Methods 1984; 11: 47–60.

NAAM R: More than Human. Embracing the Promise of Biological Enhancement. Broadway Books, New York, 2005.

NORMANN C, BOLDT J, MAIO G, BERGER M: Möglichkeiten und Grenzen des pharmakologischen Neuroenhancements. Nervenarzt, 2010; 81: 66–74.

PALLADINO LJ: Dreamers, Discoverers and Dynamos. Random House, New York, 1999.

PARKER ES, CAHILL IA, MCGAUGH JL: A case of unusual autobiographical remembering. Neurocase 2006; 12: 35–49.

PITMAN RK, SANDERS KM, ZUSMAN RM, HEALY AR, CHEEMA F, LASKO NB, CAHILL L, ORR SP: Pilot study of secondary prevention of posttraumatic stress disorder with propranolol. Biol Psychiatry 2002; 51: 189–92.

PRESIDENT'S COUNCIL OF BIOETHICS: Beyond Therapy. Biotechnology and the Pursuit of Happiness. Washington, D.C., 2003.

REPANTIS D, SCHLATTMANN P, LAISNEY O, HEUSER I: Antidepressants for neuroenhancement in healthy individuals: A systematic review. Poiesis Prax 2009; 6: 139–74.

RESSLER KJ, ROTHBAUM BO, TANNENBAUM L. ET AL.: Cognitive enhancers as adjuncts to psychotherapy: Use of D-cycloserin in phobic individuals to facilitate extinction of fear. Arch Gen Psychiatry 2004; 61: 1136–44.

SAHAKIAN B, MOREIN-ZAMIR S. Professor‘s little helper. Nature 2007; 450: 1157–1159.

SAVULESKA J: Justice, Fairness and Enhancement. In: Sims Bainbridge W, Rocco MC (Hsg.): Progress in Convergence: Technologies for Human Wellbeing. Ann NY Acad Sei 2006; 1093: 321-338.

SCHÖNE-SEIFERT B, TALBOT D (Hrsg.): Enhancement. Die ethische Debatte. Mentis Verlag, Paderborn, 2009.

SCHÖNE-SEIFERT B, TALBOT D, OPOLKA U, ACH JS (Hrsg.): Neuroenhancement. Ethik vor neuen Herausforderungen. Mentis Verlag, Paderborn, 2009.

SCHWABE U, PAFFRATH D (Hrsg.): Arzneiverordnungsreport 2009. Springer, Heidelberg.

STAHL SM: Stahl's Essential Psychopharmacology. Neuroscientific basis and practical applications. Cambridge University Press, 3rd edition, 2008.

SWANSON JM, ELLIOTT GR, GREENHILL LL, WIGAL T, ARNOLD LE, VITIELLO B, HECHTMAN L, EPSTEIN JN, PELHAM WE, ABIKOFF HB, NEWCORN JH, MOLINA BS, HINSHAW SP, WELLS KC, HOZA B, JENSEN PS, GIBBONS RD, HUR K, STEHLI A, DAVIES M, MARCH JS, CONNERS CK, CARON M, VOLKOW ND: Effect of stimulant medication on growth rates across 3 years in the MTA follow up. J Am Acad Child Adolesc Psychiatry 2007; 46: 1015–27.

TALBOT D: Ist Neuroenhancement keine ärztliche Angelegenheit? In: Schöne-Seifert B, Talbot D, Opolka U, Ach JS (Hrsg.). Neuroenhancement. Ethik vor neuen Herausforderungen. Mentis Verlag, Paderborn, 2009; S. 321–45.

TAMMET D: Wolkenspringer – Von einem genialen Autisten lernen. Patmos Verlag GmbH, Düsseldorf, 2009.

TANG YP, SHIMIZU E, DUBE GR, RAMPON C, KERCHNER GA, ZHUO M, LIU G, TSIEN JZ: Genetic enhancement of learning and memory in mice. Nature 1999; 401: 63-9.

TANG Y, SHIMIZU E, TSIEN JZ: Do »smart« mice feel more pain or are they just better learners? Nature Neurosci 2001; 4: 453.

TETER CJ, MCCABE SE, CRANFORD JA, BOYD CJ, GUTHRIE SK: Prevalence and motives for illicit use of prescription stimulants in an undergraduate student sample. J Am Coll Health 2005; 53: 253–62.

TONONI G, CIRELLI C: Sleep function and synaptic homeostasis. Sleep Med Rev 2006; 10: 49–62.

VAN GELDER BM, BUIJSSE B, TIJHUIS M, KALMIJN S, GIAMPAOLI S, NISSINEN A, KROMHOUT D: Coffee consumption is inversely associated with cognitive decline in elderly european men: The FINE study. Eur J Clin Nutrition 2007; 61: 226–32

WARREN OJ, LEFF DR, ATHANASIOU T, KENNARD C, DARZI A: The neurocognitive enhancement of surgeons: An ethical perspective. J Surg Res 2009; 152: 167–72.

WESENSTEN NJ, KILLGORE WD, BALKIN TJ: Performance and alertness effects of caffeine, dextroamphetamine, and modafinil during sleep deprivation. J Sleep Res. 2005; 14: 255–66.

WHITLOCK JR, HEYNEN AJ, SHULER MG ET AL.: Learning induces long-term potentiation in the hippocampus. Science 2006; 313: 1093–97.

YESAVAGE JA, MUMENTHALER MS, TAYLOR JL, FRIEDMAN L, O'HARA R, SHEIKH J, TINKLENBERG J, WHITEHOUSE PJ: Donepezil and flight simulator performance: Effects on retention of complex skills. Neurology 2002; 59: 123–5.

YIN JC, TULLY T: CREB and the formation of long-term memory. Curr Opin Neurobiol 1996; 6: 264-8.

ZIMMERLING W, BREHM R: Der »gedopte« Prüfling. Ist Medikamenten-»Doping« bei Prüfungen zulässig? Forschung & Lehre 2008; 8: 522–3.

Quellenverzeichnis der Tabellen

QUELLE DER TABELLEN 2–7:

FRANKE AG, LIEB K: Missbrauch von Psychopharmaka zum »Cognitive Enhancement«. In: InFo Neurologie und Psychiatrie 2009; 11: 42–51.